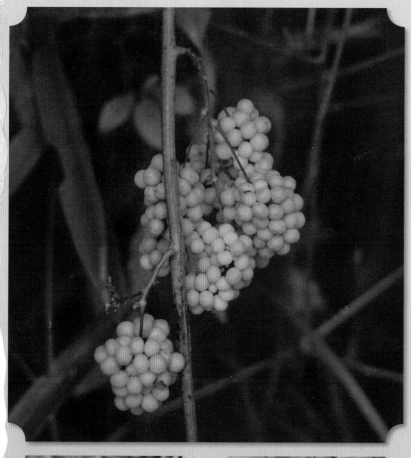
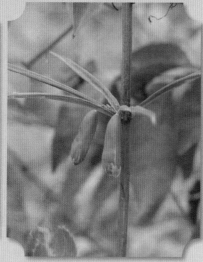
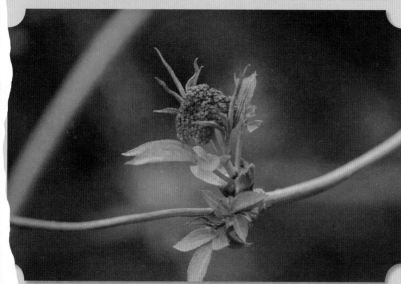

本草纲目珍藏版

（第一卷）

编著 林余霖

中医古籍出版社

图书在版编目（CIP）数据

本草纲目：珍藏版 / 林余霖编著 . -- 北京：中医古籍出版社 , 2016.6
ISBN 978-7-5152-1258-6

Ⅰ . ①本… Ⅱ . ①林… Ⅲ . ①《本草纲目》 Ⅳ . ① R281.3

中国版本图书馆 CIP 数据核字 (2016) 第 126696 号

本草纲目珍藏版（全六卷）

编　　著：	林余霖
责任编辑：	朱定华
出版发行：	中医古籍出版社
社　　址：	北京市东直门内南小街 16 号（100700）
印　　刷：	北京德富泰印务有限公司
发　　行：	全国新华书店发行
开　　本：	889mm×1194mm　　1/16
印　　张：	48
字　　数：	1280 千字
版　　次：	2016 年 6 月第 1 版　　2016 年 9 月第 1 次印刷
书　　号：	ISBN 978-7-5152-1258-6
定　　价：	460.00 元

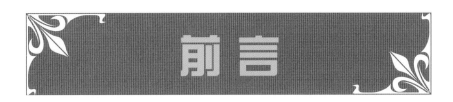

　　《本草纲目》是我国明代伟大的医学家李时珍（1518～1593），穷毕生精力，广收博采，实地考察，对以往历代本草学进行全面的整理和总结，历时27载编撰而成的。全书共五十二卷，约二百万字，收录药物1 892种（新增374种），附图1100多幅，附方11000多种，是集我国16世纪以前的药物学成就之大成，在训诂、语言文字、历史、地理、植物、动物、矿物、冶金等方面也有突出的成就。

　　《本草纲目》是中国医药宝库中的一份珍贵遗产，是对16世纪以前中医药学的系统总结，被誉为"东方药物巨典"，对人类近代科学影响最大。英国生物学家达尔文称《本草纲目》为"1596年的百科全书"！被誉为"20世纪的伟大学者""百科全书式的人物"——英国剑桥大学李约瑟研究所名誉所长李约瑟博士在评价《本草纲目》时写道："毫无疑问，明代最伟大的科学成就，是李时珍那部在本草书中登峰造极的著作《本草纲目》。""中国博物学家中'无冕之王'李时珍写的《本草纲目》，至今这部伟大著作仍然是研究中国文化史的化学史和其他各门科学史的一个取之不尽的知识源泉。"

　　随着时代的变迁，《本草纲目》原文所载的部分药物，由于人们的生活习惯、伦理观念、医疗价值等原因，如水部、人部、土部等卷的部分药物已不再适用，这类药物已不能满足现实生活的需要。另外，还有一部分药物已经无迹可寻，为了让《本草纲目》能够在当今形势下更好地发挥积极作用，有必要对我们民族的医学瑰宝重新进行一下回顾和梳理！因此我们经过精心策划，特聘请相关专业人士编辑了《本草纲目珍藏版》。

　　在编辑本书的过程中，本着尊重原著和当代用药相结合的原则，对原书的各卷内容均予以收录，但对原书中部分不科学和不符合现代生活习惯等各分卷的内容作了删减，比如水部、火部、金部、石部、兽部、人部等。为了使读者对现代常用的药物更加清晰明了，本书并没有严格按照原书的药物名称编写，对有些药物分别编写，比如兽部·畜类中的豕，分为豕、猪肚、猪胆等。另外在木部中也另增加了几十种常用的乔木和灌木。在编辑本书时特将本书的体例做了调整，分为基源、形态特征、生境分布、采收加工、药材性状、炮制、性味功能、主治用法、现代研究、应用、注意等十余个方面，具有较强的实用性。全书共收录药物1000余种，附方3000余方。其中选方部分以简明实用为原则，以传统经典名方、临床有效单方和验方为主要来源，以满足广大读者自我治疗和健康保健的需求。

　　由于我国的中医药文化博大精深，且时间跨度较长、空间跨度大，书中需要考证的地方也较多，加上编者知识水平所限，书中的错漏之处，还请读者批评指正！同时，我们也希望本书的出版能够起到抛砖引玉的作用，希望有更多的有识之士加入我们的行列，为我国中医药文化的传承和传播出谋划策。

编　者

目 录

3

4

第十八卷 草部（蔓草类）/292

6

11

13

14

§ 历代诸家本草

《神农本草经》 掌禹锡说：旧说《本草经》三卷，神农所作，而不经见，《汉书·艺文志》亦无录焉。汉平帝纪云：元始五年，举天下通知方术本草者，所在轺传遣诣京师。《楼护传》称：护少诵医经本草方术数十万言，本草之名盖见于此。唐李世勣等以梁《七录》载《神农本草》三卷，推以为始。又疑所载郡县有后汉地名，似张机、华佗辈所为，皆不然也。按《淮南子》云：神农尝百草之滋味，一日而七十毒，由是医方兴焉。盖上世未著文本，师学相传，谓之本草。两汉以来，名医益众，张、华辈始因古学附以新说，通为编述，本草由是见于经录也。寇宗奭说：《汉书》虽言本草，不能断自何代而作。《世本》、《淮南子》虽言神农尝百草以和药，亦无本草之名。惟帝王世纪云：黄帝使岐伯尝味草木，定《本草经》，造医方以疗众疾。乃知本草之名，自黄帝始。盖上古圣贤，具生知之智，故能辨天下品物之性味，合世人疾病之所宜。后世贤智之士，从而和之，又增其品焉。韩保升说：药有玉石、草、木、虫、兽，而云本草者，为诸药中草类最多也。

《名医别录》 李时珍说：《神农本草》药分三品，计三百六十五种，以应周天之数。梁陶弘景复增汉、魏以下名医所用药三百六十五种，谓之《名医别录》。凡七卷，首叙药性之源，论病名之诊；次分玉石一品，草一品，木一品，虫兽一品，果菜一品，米食一品，有名未用三品。以朱书《神农》，墨书《别录》，进上梁武帝。弘景，字通明，宋末为诸王侍读，归隐勾曲山，号华阳隐居，武帝每咨访之，年八十五卒，谥贞白先生。其书颇有裨补，亦多谬误。弘景自序说：隐居先生在乎茅山之上，以吐纳余暇，游意方技，览本草药性，以为尽圣人之心，故撰而

论之。旧称《神农本经》，予以为信然。昔神农氏之王天下也，画八卦以通鬼神之情，造耕种以省杀生之弊，宣药疗疾以拯夭伤之命。此三道者，历众圣而滋彰。文王、孔子，象象、繇辞，幽赞人天。后稷、伊芳尹，播厥百谷，惠被群生。岐、黄、彭、扁，振扬辅导，恩流含气。岁逾三千，民到于今赖之。但轩辕以前，文本未传。药性所主，当以识识相因，不尔何由得闻。至于桐、雷，乃著在编简。此书应与《素问》同类，但后人多更修饬之尔。秦皇所焚，医方、卜术不预，故犹得全录。而遭汉献迁徙，晋怀奔进，文籍焚糜，十不遗一。今之所存，有此三卷。其所出郡县乃后汉时制，疑仲景、元化等所记。又有《桐君采药录》，说其花叶形色。《药对》四卷，论其佐使相须。魏、晋以来，吴普、李当之等更复损益。或五百九十五，或四百四十一，或三百一十九。或三品混糅，冷、热舛错，草、

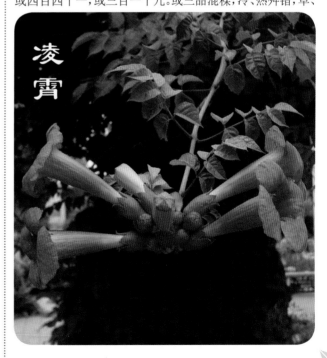
凌霄

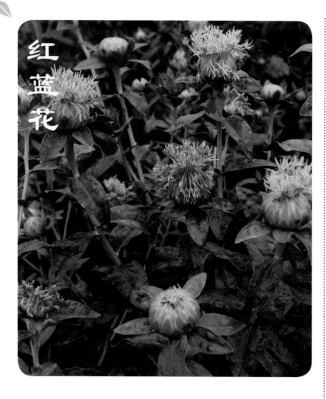

红蓝花

石不分，虫、兽无辨。且所主治，互有得失。医家不能备见，则智识有浅深。今辄苞综诸经，研括烦省。以《神农本经》三品合三百六十五为主，又进名医别品亦三百六十五，合七百三十种。精粗皆取，无复遗落，分别科条，区畛物类，兼注明时用土地所出，及仙经道术所须，并此序录合为七卷。虽未足追踵前良，盖亦一家撰制，吾去世之后，可贻诸知音尔。

《桐君采药录》　时珍说：桐君，黄帝时臣也。书凡二卷，纪其花叶形色，今已不传。后人又有《四时采药》、《太常采药时月》等书。

《雷公药对》　禹锡说：北齐徐之才撰。以众药名品、君臣、性毒、相反及所主疾病，分类记之，凡二卷。时珍说：陶氏前已有此书，《吴氏本草》所引雷公是也。盖黄帝时雷公所著，之才增饰之尔。之才，丹阳人，博识善医，历事北齐诸帝得宠，仕终尚书左仆射，年八十卒。赠司徒，封西阳郡王，谥衣冠文物。《北史》有传。

《李氏药录》　保升说：魏李当之，华佗弟子。修《神农本草》三卷，而世少行。时珍说：其书散见吴氏、陶氏本草中，颇有发明。

《吴氏本草》　保升说：魏吴普，广陵人，华佗弟子。凡一卷。时珍说：其书分记神农、黄帝、岐伯、桐君、雷公、扁鹊、华佗、李氏，所说性味甚详，今亦失传。

《雷公炮炙论》　时珍说：刘宋时雷敩所著，非

黄帝时雷公也。自称内究守国安正公，或者官名也。胡洽居士重加定述。药凡三百种，为上、中、下三卷。其性味、炮炙、熬煮、修事之法多古奥，文亦古质，别是一家，多本于干宁晏先生。其首序论述物理，亦甚幽玄，录载于后。干宁先生，名晏封，着《制伏草石论》六卷，盖丹石家书也。

《唐本草》　时珍说：唐高宗命司空英国公李勣等修陶隐居所注《神农本草经》，增为七卷。世谓之《英公唐本草》，颇有增益。显庆中右监门长史苏恭重加订注，表请修定。帝复命太尉赵国公长孙无忌等二十二人，与恭详定，增药一百一十四种，分为玉石、草、木、人、兽、禽、虫鱼、果、米谷、菜、有名未用十一部。凡二十卷，目录一卷，别为药图二十五卷，图经七卷，共五十三卷。世谓之《唐新本草》。苏恭所释虽明，亦多驳误。礼部郎中孔志约序说：天地之大德说生，运阴阳以播物；含灵之所保说命，资亨育以尽年。蛰穴栖巢，感物之情盖寡；范金揉木，逐欲之道方滋。而五味或爽，时昧甘辛之节；六气斯沴，易愆寒燠之宜。中外交侵，形神分战。饮食伺衅，成肠胃之眚；风湿候隙，构手足之灾。机缠肤腠，莫知救止；渐固膏肓，期于夭折。暨炎晖纪物，识药石之功；云瑞名官，穷诊候之术。草木咸得其性，鬼神无所遁情。剖麝划犀，驱泄邪恶；飞丹炼石，引纳清和。大庇苍生，普济黔首；功侔造化，恩迈裁成。日用不知，于今是赖。岐、和、彭、缓，腾绝轨于前；李、华、张、吴，振英声于后。昔秦政煨燔，兹经不预；永嘉丧乱，斯道尚存。梁陶弘景雅好摄生，研精药术。以为《本草经》者，神农之所作，不刊之书也。惜其年代浸远，简编残蠹，与桐、雷众记，颇或踳驳。兴言撰缉，勒成一家。亦以雕琢经方，润色医业。然而时钟鼎峙，闻见阙于殊方；事非金议，诠释拘于独学。至如重建平之防己，弃槐里之半夏。秋采榆仁，冬收云实。谬梁米之黄白，混荆子之牡蔓。异繁缕于鸡肠，合由跋于鸢尾。防葵、野狼毒，妄说同根；钩吻、黄精，引为连类。铅、锡莫辨，橙、柚不分。凡此比例，盖亦多矣。自时厥后，以迄于今。虽方技分镳，名医继轨，更相祖述，罕能厘正。乃复采杜衡于及己，求忍冬于络石。舍陟厘而取莃蒵，退飞廉而用马蓟。承疑行妄，曾无有觉。疾瘵多殆，良深慨叹。既而朝议郎行右监门府长史骑都尉臣苏恭，摭陶氏之乖违，辨俗用之纰紊，遂表请修定，深副圣怀。乃诏太尉扬州都督监修国史上柱国赵国公臣无忌、大中大夫行尚药奉御臣许孝崇等二十二人，与苏恭详撰。窃以动植形生，因方舛性；春秋节变，感气殊功。离其本土，则质

同而效异；乖于采摘，乃物是而时非。名实既爽，寒温多谬。用之凡庶，其欺已甚；施之君父，逆莫大焉。于是上禀神规，下询众议；普颁天下，营求药物。羽毛鳞介，无远不臻；根茎花实，有名咸萃。遂乃详探秘要，博综方术。《本经》虽缺，有验必书；《别录》虽存，无稽必正。考其同异，择其去取。铅翰昭章，定群言之得失；丹青绮焕，备庶物之形容。撰本草并图经目录等，凡成五十四卷。庶以网罗今古，开涤耳目。尽医方之妙极，拯生灵之性命。传万祀而无昧，悬百王而不朽。

《药总诀》 禹锡说：梁陶隐居撰，凡二卷，论药品五味寒热之性，主疗疾病及采蓄时月之法。一本题说《药象口诀》，不著撰人名。

《药性本草》 禹锡说：《药性论》凡四卷，不著撰人名氏，分药品之性味，君臣佐使主病之效。一本云陶隐居撰。然其药性之功，有与本草相戾者，疑非隐居书也。
时珍说：《药性论》，即《药性本草》，乃唐甄权所著也。权扶沟人，仕隋为秘省正字。唐太宗时，年百二十岁，帝幸其第，访以药性，因上此书，授朝散大夫，其书论主治亦详。又着《脉经》、明堂人形图各一卷。详见唐史。

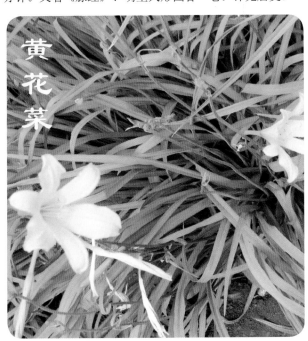

《千金食治》 时珍说：唐孙思邈撰《千金备急方》三十卷，采摭素问、扁鹊、华佗、徐之才等所论补养诸说，及本草关于食用者，分米谷、果、菜、鸟兽、虫鱼为食治附之，亦颇明悉。思邈隐于太白山，隋、唐征拜皆不就，年百余岁卒。所著有《千金翼方》、《枕中素书》、《摄生真录》、《福禄论》、《三教论》、《老子庄子注》诸书。

《食疗本草》 禹锡说：唐同州刺史孟诜撰。张鼎又补其不足者八十九种，并旧为二百二十七条，凡三卷。
时珍说：诜，梁人也。武后时举进士，累迁凤阁舍人，出

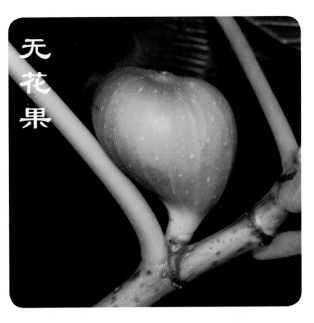

为台州司马，转同州刺史。睿宗召用，固辞。卒年九十。因《周礼》食医之义，着此书，多有增益。又撰《必效方》十卷，《补养方》三卷。《唐史》有传。

《本草拾遗》 禹锡说：唐开元中三原县尉陈藏器撰。以《神农本经》虽有陶、苏补集之说，然遗沉尚多，故别为序例一卷，拾遗六卷，解纷三卷，总说《本草拾遗》。
时珍说：藏器，四明人。其所著述，博极群书，精核物类，订绳谬误，搜罗幽隐，自《本草》以来，一人而已。肤谫之士，不察其该详，惟诮其僻怪。宋人亦多删削。岂知天地品物无穷，古今隐显亦异，用舍有时，名称或变，岂可以一隅之见，而遽讥闻哉。如辟虺雷、海马、胡豆之类，皆隐于昔而用于今；仰天皮、灯花、败扇之类，皆万家所用者。若非此书收载，何从稽考。此本草之书，所以不厌详悉也。

《海药本草》 禹锡说：《南海药谱》二卷，不著撰人名氏，杂记南方药物所产郡县及疗疾之功，颇无伦次。
时珍说：此即《海药本草》也，凡六卷，唐人李珣所撰。盖肃、代时人，收集海药亦颇详明。

《四声本草》 禹锡说：唐兰陵处士萧炳撰。取本草药名上一字，以平、上、去、入四声相从，以便讨阅，无所发明。凡五卷，进士王收序之。

《删繁本草》 禹锡说：唐润州医博士兼节度随军杨损之撰。删去本草不急及有名未用之类，为五卷。开元

003

以后人也，无所发明。

《本草音义》 时珍说：凡二卷，唐李含光撰。又甄立言、殷子严皆有音义。

《本草性事类》 禹锡说：京兆医工杜善方撰，不详何代人。凡一卷，以本草药名随类解释，附以诸药制使、畏恶、相反、相宜、解毒者。

《食性本草》 禹锡说：南唐陪戎副尉、剑州医学助教陈士良撰。取神农、陶隐居、苏恭、孟诜、陈藏器诸家药，关于饮食者类之，附以食医诸方，及五时调养脏腑之法。时珍说：书凡十卷，总集旧说，无甚新义。古有淮南王《食经》一百二十卷，《崔浩食经》九卷，《竺喧食经》十卷，《膳馐养疗》二十卷，昝殷《食医心镜》三卷，娄居中《食治通说》一卷，陈直《奉亲养老书》二卷，并有食治诸方，皆祖食医之意也。

《蜀本草》 时珍说：蜀主孟昶命翰林学士韩保升等与诸医士，取《唐本草》参校增补注释，别为《图经》凡二十卷，昶自为序，世谓之《蜀本草》。其图说药物形状，颇详于陶、苏也。

《开宝本草》 时珍说：宋太祖开宝六年，命尚药奉御刘翰、道士马志等九人，取唐、蜀本草详校，仍取陈藏器《拾遗》诸书相参，刊正别名，增药一百三十三种。马志为之注解，翰林学士卢多逊等刊正。七年复诏志等重定，学士李等看详。凡神农者白字，名医所传者墨字别之。并目录共二十一卷。序说：三坟之书，神农预其一；百药既辨，本草存其录。旧经三卷，世所流传；名医别录互为编纂。至梁贞白先生陶弘景，乃以《别录》参其《本经》，朱、墨杂书，时谓明白，而又考彼功用，为之注释，列为

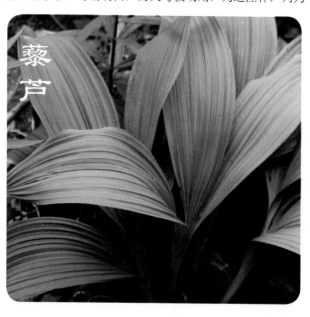

黎芦

七卷，南国行焉。逮乎有唐，别加参校，增药余八百味，添注为二十一卷，《本经》漏功则补之，陶氏误说则证之。然而载历年祀，又逾四百，朱字墨字，无本得同；旧注新注，其文互缺。非圣主抚大同之运，永无疆之休，其何以改而正之哉。乃命尽考传误，刊为定本，类例非允，从而革焉。至于笔头灰，兔毫也，而在草部，今移附兔头骨之下；半天河、地浆，皆水也，亦在草部，今移附玉石类之间。败鼓皮移附于兽皮；胡桐泪改从于木类。紫矿亦木也，自玉石品中取焉；伏翼实禽也，由虫鱼部而移焉。橘柚附于果实，食盐附于光盐。生姜、干姜，同归一说。至于鸡肠、繁缕、陆英、蒴，以类相似，从而附之。仍采陈藏器拾遗、李含光音义，或讨源于别本，或传效于医家，参而较之，辨其臧否。至于突厥白，旧说灰类也，今是木根；天麻根，解以赤箭，今又全异。去非取是，特立新条。自余刊正，不可悉数。下采众议，定为印板。乃以白字为神农所说，墨字为名医所传。唐附、今附，各加显注，详其解释，审其形性。证谬误而辨之者，署为今注；考文记而述之者，又为今按。义既刊定，理亦详明。今以新旧药合九百八十三种，并目录二十一卷，广颁天下，传而行焉。

《嘉祐补注本草》 时珍说：宋仁宗嘉祐二年，诏光禄卿直秘阁掌禹锡、尚书祠部郎中秘阁校理林亿等，同诸医官重修本草。新补八十二种，新定一十七种，通计一千八十二条，谓之《嘉祐补注本草》，共二十卷。其书虽有校修，无大发明。其序略云：《神农本草经》三卷，药止三百六十五种。至陶隐居又进《名医别录》，亦三百六十五种，因而注释，分为七卷。唐苏恭等又增一百一十四种，广为二十卷，谓之《唐本草》。国朝开宝中，两诏医工刘翰、道士马志等修，增一百三十三种，为《开宝本草》。伪蜀孟昶，亦尝命其学士韩保升等稍有增广，谓之《蜀本草》。嘉祐二年八月，诏臣禹锡、臣亿等再加校正。臣等被命，遂更研核。窃谓前世医工，原诊用药，随效辄记，遂至增多。概见诸书，浩博难究；虽屡加删定，而去取非一。或《本经》已载，而所述粗略；或俚俗常用，而太医未闻。向非因事详着，则遗散多矣。乃请因其疏捂，更为补注。应诸家医书、药谱所载物品功用，并从采掇；惟名近迂僻，类乎怪诞，则所不取。自余经史百家，虽非方饵之急，其间或有参说药验较然可据者，亦兼收载，务从该洽，以副诏意。凡名本草者非一家，今以开宝重定本为正。其分布卷类，经注杂糅，间以朱墨，并从旧例，不复厘改。凡补注并据诸书所说，其意义与旧文

相参者，则从删削，以避重复；其旧已着见而意有未完，后书复言，亦具存之，欲详而易晓。仍每条并以朱书其端云：臣等谨按：某书云某事。其别立条者，则解于其末，云见某书。凡所引书，唐、蜀二本草为先，他书则以所著先后为次第。凡书旧名本草者，今所引用，但着其所作人名说某人，惟唐、蜀本，则说唐本云、蜀本云。凡字朱墨之别：所谓《神农本经》者，以朱字；名医因神农旧条而有增补者，以墨字间于朱字；余所增者，皆别立条，并以墨字。凡陶隐居所进者，谓之《名医别录》，并以其注附于末；凡显庆所增者，亦注其末，说《唐本》先附；凡《开宝》所增者，亦注其末，说今附；凡今所增补，旧经未有，于逐条后列，云新补。凡药旧分上、中、下三品，今之新补难于详辨，但以类附见，如绿矾次于矾石，山姜花次于豆蔻，扶移次于水杨之类是也。凡药有功用，《本经》未见，而旧注已曾引注，今之所增，但涉相类，更不立条，并附本注之末，说续注，如地衣附于垣衣，燕覆附于通草，马藻附于海藻之类是也。凡旧注出于陶氏者，说陶隐居云；出于显庆者，说《唐本》注；出于《开宝》者，说今注。其开宝考据传记者，别说今按、今详、又按。皆以朱字别书于其端。凡药名《本经》已见，而功用未备，今有所益

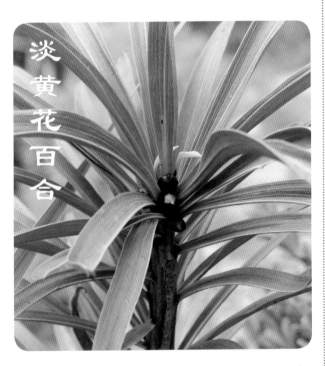

者，亦附于本注之末。凡药有今世已尝用，而诸书未见，无所辨证者，如胡芦巴、海带之类，则请从太医众论参议，别立为条，说新定。旧药九百八十三种，新补八十二种，附于注者不预焉。新定一十七种，总新旧一千八十二条，

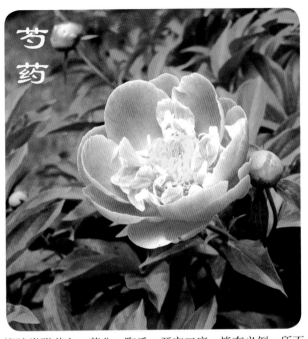

皆随类附着之。英公、陶氏、开宝三序，皆有义例，所不可去，仍载于首卷云。

《图经本草》 时珍说：宋仁宗既命掌禹锡等编绎本草，累年成书；又诏天下郡县，图上所产药物，用唐永徽故事，专命太常博士苏颂撰述成此书，凡二十一卷。考证详明，颇有发挥。但图与说异，两不相应。或有图无说，或有物失图，或说是图非。如江州菝葜乃仙遗粮，滁州青木香乃兜铃根，俱混列图；棠球子即赤瓜木，天花粉即栝楼根，乃重出条之类，亦其小小疏漏耳。颂，字子容，同安人，举进士，哲宗朝位至丞相，封魏国公。

《证类本草》 时珍说：宋徽宗大观二年，蜀医唐慎微取《嘉祐补注本草》及《图经本草》合为一书，复拾《唐本草》、《陈藏器本草》、孟诜《食疗本草》旧本所遗者五百余种，附入各部，并增五种。仍采《雷公炮炙》及《唐本》、《食疗》、陈藏器诸说收未尽者，附于各条之后。又采古今单方，并经、史、百家之书有关药物者，亦附之。共三十一卷，名《证类本草》。上之朝廷，改名《大观本草》。慎微貌寝陋而学该博，使诸家本草及各药单方，垂之千古，不致沦没者，皆其功也。政和中，复命医官曹孝忠校正刊行，故又谓之《政和本草》。

《本草别说》 时珍说：宋哲宗元祐中，阆中医士陈承合《本草》及《图经》二书为一，间缀数语，谓之别说。高宗绍兴末，命医官王继先等校正本草，亦有所附。皆浅俚无高论。

《日华诸家本草》 禹锡说：国初开宝中，四明

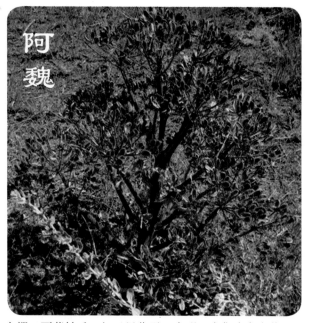

本草、脉诀及杂病方论，著《医学发明》九卷，《兰室秘藏》五卷。辨析经络脉法，分比伤寒六经之则，著《此事难知》二卷。别有痈疽、眼目诸书及试效方，皆其门人所集述者也。

《汤液本草》 时珍说：书凡二卷，元医学教授古赵王好古撰。好古，字进之，号海藏，东垣高弟，医之儒者也。取本草及张仲景、成无己、张洁古、李东垣之书，间附己意，集而为此。别着《汤液大法》四卷，《医垒元戎》十卷，《阴证略例》、《癍论萃英》、《钱氏补遗》各一卷。

《日用本草》 时珍说：书凡八卷。元海宁医士吴瑞，取本草之切于饮食者，分为八门，间增数品而已。瑞，字瑞卿，元文宗时人。

《本草歌括》 时珍说：元瑞州路医学教授胡仕可，取本草药性图形作歌，以便童蒙者。我明刘纯、熊宗立、傅滋辈，皆有歌括及药性赋，以授初学记诵。

《本草衍义补遗》 时珍说：元末朱震亨所著。震亨，义乌人，字彦修，从许白云讲道，世称丹溪先生。尝从罗太无学医，遂得刘、张、李三家之旨而推展之，为医家宗主。此书盖因寇氏《衍义》之义而推衍之，近二百种，多所发明；但兰草之为兰花，胡粉之为锡粉，未免泥于旧说，而以诸药分配五行，失之牵强耳。所著有《格致余论》、《局方发挥》、《伤寒辨疑》、《外科精要新论》、《风木问答》诸书。

《本草发挥》 时珍说：书凡三卷，洪武时丹溪弟子山阴徐彦纯用诚所集。取张洁古、李东垣、王海藏、朱

人撰。不著姓氏，但云日华子、大明。序集诸家本草近世所用药，各以寒、温、性、味、华、实、虫、兽为类，其言功用甚悉，凡二十卷。时珍说：按《千家姓》，大姓出东莱。日华子，盖姓大名明也。或云其姓田，未审然否。

《本草衍义》 时珍说：宋政和中，医官通直郎寇宗奭撰。以《补注》及《图经》二书，参考事实，核其情理，援引辨证，发明良多，东垣、丹溪诸公亦尊信之；但以兰花为兰草，卷丹为百合，是其误也。书及序例凡二十卷。平阳张魏卿以其说分附各药之下，合为一书。

《洁古珍珠囊》 时珍说：书凡一卷，金易州明医张元素所著。元素，字洁古，举进士不第，去学医，深阐轩、岐秘奥，参悟天人幽微。言古方新病不相能，自成家法。辨药性之气味、阴、阳、浓、薄、升、降、浮、沉、补、泻、六气、十二经，及随证用药之法，立为主治、秘诀、心法、要旨，谓之《珍珠囊》，大扬医理，《灵》《素》之下，一人而已。后人翻为韵语，以便记诵，谓之东垣《珍珠囊》，谬矣。惜乎止论百品，未及遍评。又着《病机气宜保命集》四卷，一名《活法机要》。后人误作河间刘完素所著，伪撰序文词调于卷首以

《用药法象》 时珍说：书凡一卷，元真定明医李杲所著。杲，字明之，号东垣。通《春秋》、《书》、《易》，忠信有守，富而好施，援例为济源监税官。受业于洁其学，益加阐发，人称神医。祖《洁古珍珠囊》，增以用药凡例，诸经向导，纲要活法，著为此书。谓世人惑于内伤外感，混同施治，乃辨其脉证，元气阴火，饮食劳倦，有余不足，著《辨惑论》三卷、《脾胃论》三卷。推明素问、难经、

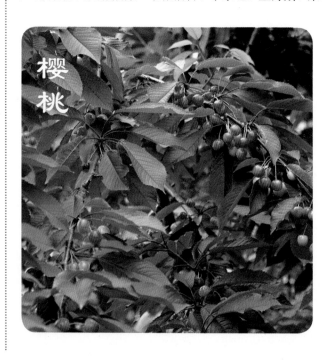

丹溪、成无己数家之说，合成一书尔，别无增益。

《救荒本草》 时珍说：洪武初，周定王因念旱涝民饥，咨访野老田夫，得草木之根苗花实可备荒者四百四十种，图其形状，著其出产、苗叶、花子、性味、食法。凡四卷，亦颇详明可据。近人翻刻，削其大半，虽其见浅，亦书之一厄也。王号诚斋，性质聪敏，集《普济方》一百六十八卷，《袖珍方》四卷，诗、文、乐府等书。嘉靖中，高邮王磐着《野菜谱》一卷，绘形缀语，以告救荒，略而不详。

《唐辛玉册》 时珍说：宣德中，宁献王取崔昉《外丹本草》、土宿真君《造化指南》、独孤滔《丹房镜源》、轩辕述《宝藏论》、青霞子《丹台录》诸书所载金石草木可备丹炉者，以成此书。分为金石部、灵苗部、灵植部、羽毛部、鳞甲部、饮馔部、鼎器部，通计二卷，凡五百四十一品。所说出产形状，分别阴阳，亦可考据焉。王号臞仙，该通百家，所著医、卜、农、圃、琴、棋、仙学、诗家诸书，凡数百卷。《造化指南》三十三篇，载灵草五十三种，云是土宿昆元真君所说。抱朴子注解，盖亦宋、元时方士假托者尔。古有《太清草木方》、《太清服食经》、《太清丹药录》、《黄白秘法》、《三十六水法》、《伏制草石论》诸书，皆此类也。

《本草集要》 时珍说：弘治中，礼部郎中慈溪王纶，取本草常用药品，及洁古、东垣、丹溪所论序例，略节为八卷，别无增益，斤斤泥古者也。纶，字汝言，号节斋，举进士，仕至都御史。

《食物本草》 时珍说：正德时，九江知府江陵汪颖撰。东阳卢和，字廉夫，尝取本草之系于食品者编次此书。颖得其稿，厘为二卷，分为水、谷、菜、果、禽、兽、鱼、味八类云。

《食鉴本草》 时珍说：嘉靖时，京口宁原所编。取可食之物，略载数语，无所发明。

《本草会编》 时珍说：嘉靖中，祁门医士汪机所编。机，字省之。惩王氏《本草集要》，不收草木形状，乃削去本草上、中、下三品，以类相从，菜谷通为草部，果品通为木部，并诸家序例共二十卷。其书撮约似乎简便，而混同反难检阅。冠之以荠，识陋可知；掩去诸家，更觉零碎。臆度疑似，殊无实见，仅有数条自得可取尔。

《本草蒙荃》 时珍说：书凡十二卷，祁门医士陈嘉谟撰。谟，字廷采。嘉靖末，依王氏《集要》部次集成，每品具气味、产采、治疗、方法，创成对语，以便记诵。

间附己意于后，颇有发明。便于初学，名说《蒙荃》，诚称其实。

《本草纲目》 明楚府奉祠、敕封文林郎、蓬溪知县，蕲州李时珍东璧撰。搜罗百氏，访采四方。始于嘉靖壬子，终于万历戊寅，稿凡三易。分为五十二卷，列为一十六部，部各分类，类凡六十。标名为纲，列事为目。增药三百七十四种，方八千一百六十。

§ 气味阴阳

《阴阳应象论》说：积阳为天，积阴为地。阴静阳躁，阳生阴长，阳杀阴藏。阳化气，阴成形。阳为气，阴为味。

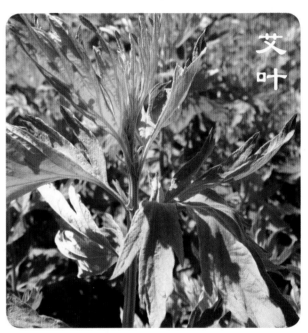

艾叶

味归形，形归气，气归精，精归化，精食气，形食味，化生精，气生形。味伤形，气伤精，精化为气，气伤于味。阴味出下窍，阳气出上窍。清阳发腠理，浊阴走五脏；清阳实四肢，浊阴归六腑。味浓者为阴，薄者为阴中之阳；气浓者为阳，薄者为阳中之阴。味浓则泄，薄则通；气薄则发泄，浓则发热。辛甘发散为阳，酸苦涌泄为阴；咸味涌泄为阴，淡味渗泄为阳。六者或收或散，或缓或急，或润或燥，或软或坚，以所利而行之，调其气，使之平也。

元素说：清之清者，发腠理；清之浊者，实四肢。浊之浊者，归六腑；浊之清者，走五脏。附子气浓，为阳中之阳；大黄味浓，为阴中之阴。茯苓气薄，为阳中之阴，所以利小便，入手太阳，不离阳之体也；麻黄味薄，为阴中之阳，所以发汗，入手太阴，不离阴之体也。凡同气之物必有诸味，同味之物必有诸气。气味各有浓薄，故性用不同。杲说：味之薄者则通，酸、苦、咸、平是也。味之浓者则泄，咸、苦、酸、寒是也。气之浓者发热，辛、甘、温、热是也。气之薄者渗泄，甘、淡、平、凉是也。渗谓小汗，泄谓利小便也。宗奭说：天地既判，生万物者五气耳。五气定位，则五味生。故说生物者，气也；成之者，味也。以奇生则成而偶，以偶生则成而奇。寒气坚，故其味可用以软；热气软，故其味可用以坚，风气散，故其味可用以收；燥气收，故其味可用以散。土者冲气之所生，冲气则无所不和，故其味可用以缓。气坚则壮，故苦可以养气。脉软则和，故咸可以养脉。骨收则强，故酸可以养骨。筋散则不挛，故辛可以养筋。肉缓则不壅，故甘可以养肉。坚之，而后可以软；收之，而后可以散。欲缓则用甘，不欲则弗用，用之不可太过，太过亦病矣。古之养生治疾者，必先通乎此，否则能以人之疾者，盖寡矣。

李杲说：夫药有温、凉、寒、热之气，辛、甘、淡、酸、苦、咸之味也。升、降、浮、沉之相互，浓、薄、阴、阳之不同。一物之内，气味兼有；一药之中，理性具焉。或气一而味殊，或味同而气异。气象天，温热者，天之阳；凉寒者，天之阴。天有阴、阳、风、寒、暑、湿、燥、火，三阴、三阳，上奉之也。味象地，辛、甘、淡者，地之阳；酸、苦、咸者，地之阴；地有阴、阳、金、木、水、火、土，生、长、化、收、藏，下应之也。气味薄者，轻清成象，本乎天者亲上也。气味浓者，重浊成形，本乎地者亲下也。好古说：本草之味有五，气有四。然一味之中有四气，如辛味则石膏寒、桂附热、半夏温、薄荷凉之类是也。夫气者天也，温热天之阳，寒凉天之阴；阳则升，阴则降。

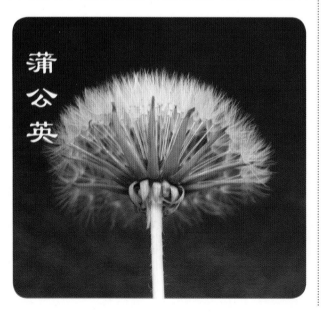

味者地也，辛、甘、淡，地之阳，酸、苦、咸，地之阴；阳则浮，阴则沉。有使气者，使味者，气味俱使者，先使气而后使味者，先使味而后使气者。有一物一味者，一物三味者；一物一气者，一物二气者。或生熟异气味，或根苗异气味。或温多而成热，或凉多而成寒，或寒热各半而成温。或热者多，寒者少，寒不为之寒；或寒者多，热者少，热不为之热，不可一途而取也。或寒热各半，昼服则从热之属而升，夜服则从寒之属而降；或晴则从热，阴则从寒，变化不一如此。况四时六位不同，五运六气各异，可以轻用为哉。

《六节脏象论》云：天食人以五气，地食人以五味。五气入鼻，藏于心肺，上使五色修明，音声能彰。五味入口，藏于肠胃，味有所藏，以养五气，气和而生，津液相成，神乃自生。又说：形不足者，温之以气；精不足者，补之

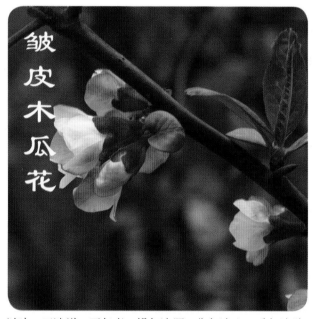

以味。王冰说：五气者，燥气凑肝，焦气凑心，香气凑脾，腥气凑肺，腐气凑肾也。心荣色，肺主音，故气藏于心肺，而明色彰声也。气为水之母，故味藏于肠胃而养五气。孙思邈说：精以食气，气养精以荣色；形以食味，味养形以生力。精顺五气以灵，形受五味以成。若食气相反则伤精，食味不调则损形。是以圣人先用食禁以存生，后制药物以防命，气味温补以存精形。

§ 五味宜忌

岐伯说：木生酸，火生苦，土生甘，金生辛，水生咸。辛散，酸收，甘缓，苦坚，咸软。毒药攻邪，五谷为养，

五果为助，五畜为益，五菜为充，气味合而服之，以补精益气。此五味各有所利，四时五脏，病随所宜也。又说：阴之所生，本在五味；阴之五宫，伤在五味。骨正筋柔，气血以流，腠理以密，骨气以精，长有天命。又说：圣人春夏养阳，秋冬养阴，以从其根，二气常存（春食凉，夏食寒，以养阳；秋食温，冬食热，以养阴）。

五欲　肝欲酸，心欲苦，脾欲甘，肺欲辛，肾欲咸，此五味合五脏之气也。

五宜　青色宜酸，肝病宜食麻、犬、李、韭。赤色宜苦，心病宜食麦、羊、杏、薤。黄色宜甘，脾病宜食粳、牛、枣、葵。白色宜辛，肺病宜食黄黍、鸡、桃、葱。黑色宜咸，肾病宜食大豆黄卷、猪、栗、藿。

五禁　肝病禁辛，宜食甘：粳、牛、枣、葵。心病禁咸，宜食酸：麻、犬、李、韭。脾病禁酸，宜食咸：大豆、豕、栗、藿。肺病禁苦，宜食：麦、羊、杏、薤。肾病禁甘，宜食辛：黄黍、鸡、桃、葱。思邈说：春宜省酸增甘以养脾，夏宜省苦增辛以养肺，秋宜省辛增酸以养肝，冬宜省咸增苦以养心，四季宜省甘增咸以养肾。时珍说：五欲者，五味入胃，喜归本脏，有余之病，宜本味通之。五禁者，五脏不足之病，畏其所胜，而宜其所不胜也。

五走　酸走筋，筋病毋多食酸，多食令人癃。酸气涩收，胞得酸而缩卷，故水道不通也。苦走骨，骨病毋多食苦，多食令人变呕。苦入下脘，三焦皆闭，故变呕也。甘走肉，肉病毋多食甘，多食令人悗心。甘气柔润，胃柔则缓，缓则虫动，故悗心也。辛走气，气病毋多食辛，多食令人洞心。辛走上焦，与气俱行，久留心下，故洞心也。咸走血，血病毋多食咸，多食令人渴。血与咸相得则凝，凝则胃汁注之，故咽路焦而舌本干。《九针论》作咸走骨，骨病毋多食咸。苦走血，血病毋多食苦。

五伤　酸伤筋，辛胜酸。苦伤气，咸胜苦。甘伤肉，酸胜甘。辛伤皮毛，苦胜辛。咸伤血，甘胜咸。

五过　味过于酸，肝气以津，脾气乃绝，肉胝伤膶而唇揭。味过于苦，脾气不濡，胃气乃浓，皮槁而毛拔。味过于甘，心气喘满，色黑，肾气不平，骨痛而发落。味过于辛，筋脉沮绝，精神乃失，筋急而爪枯。味过于咸，大骨气劳，短肌，心气抑，脉凝涩而变色。时珍说：五走、五伤者，本脏之味自伤也，即阴之五宫，伤在五味也。五过者，本脏之味伐其所胜也，即脏气偏胜也。

五味偏胜

岐伯说：五味入胃，各归所喜。酸先入肝，苦先入心，甘先入脾，辛先入肺，咸先入肾。久而增气，物化之常；气增而久，夭之由也。王冰说：入肝为温，入心为热，入肺为清，入肾为寒，入脾为至阴而四气兼之，皆为增其味而益其气。故各从本脏之气，久则从化。故久服黄连、苦参反热，从苦化也。余味仿此。气增不已，则脏气偏胜，必有偏绝；脏有偏绝，必有暴夭。是以药不具五味，不备四气，而久服之，虽暂获胜，久必致夭。故绝粒服饵者，不暴亡，无五味资助也。吴说：一阴一阳之谓道，偏阴偏阳之谓疾。阳剂刚胜，积若燎原，为消、狂、痈疽之属，则天癸竭而荣涸。阴剂柔胜，积若凝水，为洞泄、寒中之病，则真火微而卫散。故大寒、大热之药，当从权用之，

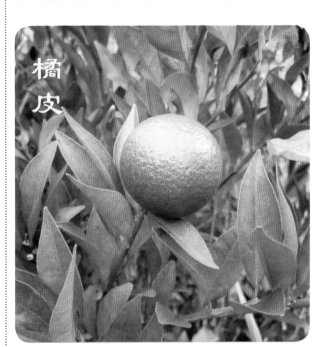

气平而止。有所偏助，令人脏气不平，夭之由也。

标本阴阳

李杲说：夫治病者，当知标本。以身论之，外为标，内为本；阳为标，阴为本。故六腑属阳为标，五脏属阴为本；脏腑在内为本，十二经络在外为标。而脏腑、阴阳、气血、经络，又各有标本焉。以病论之，先受为本，后传为标。故百病必先治其本，后治其标。否则邪气滋甚，其病益蓄。纵先生轻病，后生重病，亦先治其轻，后治其重，则邪气乃伏。有中满及病大小便不利，则无问先后本标，必先治

满及大小便，为其急也。故说：缓则治其本，急则治其标。又从前来者，为实邪；后来者，为虚邪。实则泻其子，虚则补其母。假如肝受心火，为前来实邪，当于肝经刺荣穴以泻心火，为先治其本；于心经刺荣穴以泻心火，为后治其标。用药则入肝之药为引，用泻心之药为君。《经》云：本而标之，先治其本，后治其标是也。又如肝受肾水为虚邪，当于肾经刺井穴以补肝木，为先治其标；后于肝经刺合穴以泻肾水，为后治其本。用药则入肾之药为引，补肝之药为君。《经》云：标而本之，先治其标，后治其本是也。

§ 升降浮沉

李杲说：药有升、降、浮、沉、化，生、长、收、藏、成，以配四时。春升，夏浮，秋收，冬藏，土居中化。是以味薄者，升而生；气薄者，降而收；气浓者，浮而长；味浓者，沉而藏；气味平者，化而成。但言补之以辛、甘、温、热及气味之薄者，即助春夏之升浮，便是泻秋冬收藏之药也。在人之身，肝心是矣。但言补之以酸、苦、咸、寒及气味之浓者，即助秋冬之降沉，便是泻春夏生长之药也。在人之身，肺肾是矣。淡味之药，渗即为升，泄即为降，佐使诸药者也。用药者，循此则生，逆此则死；纵令不死，亦危困矣。王好古说：升而使之降，须知抑也；沉而使之浮，须知载也。辛散也，而行之也横；甘发也，而行之也上；苦泄也，而行之也下；酸收也，其性缩；咸软也，其性舒，其不同如此。鼓掌成声，沃火成沸，二物相合，象在其间矣。五味相制，四气相和，其变可轻用哉。本草不言淡味、凉气，亦缺文也。

味薄者升：甘平、辛平、辛微温、微苦平之药是也。

气薄者降：甘寒、甘凉、甘淡寒凉、酸温、酸平、咸平之药是也。

气浓者浮：甘热、辛热之药是也。

味浓者沉：苦寒、咸寒之药是也。

气味平者，兼四气四味：甘平、甘温、甘凉、甘辛平、甘微苦平之药是也。

李时珍说：酸咸无升，甘辛无降，寒无浮，热无沉，其性然也。而升者引之以咸寒，则沉而直达下焦；沉者引之以酒，则浮而上至颠顶。此非窥天地之奥而达造化之权者，不能至此。一物之中，有根升、梢降，生升、熟降，是升降在物亦在人也。

§ 六腑六脏用药气味补泻

肝、胆（温补凉泻。辛补酸泻。）

心、小肠（热补寒泻。咸补甘泻。）

肺、大肠（凉补温泻。酸补辛泻。）

肾、膀胱（寒补热泻。苦补咸泻。）

脾、胃（温热补，寒凉泻，各从其宜。甘补苦泻。）

三焦、命门（同心。）

张元素说：五脏更相平也。一脏不平，所胜平之。故云：安谷则昌，绝谷则亡。水去则营散，谷消则卫亡，神无所居。故血不可不养，卫不可不温。血温气和，营卫乃行，常有天命。

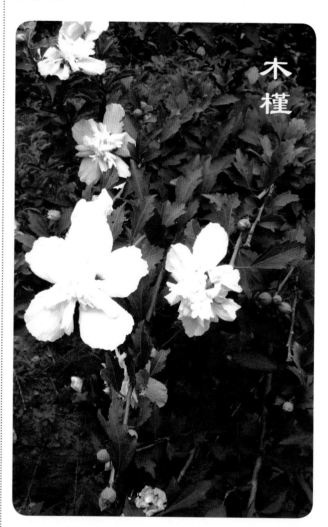

木槿

第二卷 序例下

⚕ 服药食忌

甘草：忌猪肉、菘菜、海藻。

黄连、胡黄连：忌猪肉、冷水。

苍耳：忌猪肉、马肉、米泔。

桔梗、乌梅：忌猪肉。

仙茅：忌牛肉、牛乳。

半夏、菖蒲：忌羊肉、羊血、饴糖。

牛膝：忌牛肉。

阳起石、云母、钟乳、硇砂、礜石：忌羊血。

商陆：忌狗肉。

丹砂、空青、轻粉：忌一切血。

吴茱萸：忌猪心、猪肉。

地黄、首乌：忌一切动物血、葱、蒜、萝卜。

补骨脂：忌诸血。

细辛、藜芦：忌狸肉、生菜。

荆芥：忌驴肉，反河豚、一切无鳞鱼、蟹。

紫苏、天门冬、丹砂、龙骨：忌鲤鱼。

巴豆：忌野猪肉、菰笋、芦笋、酱、豉、冷水。

苍术、白术：忌雀肉、青鱼、菘菜、桃、李。

薄荷：忌鳖肉。

麦门冬：忌鲫鱼。

常山：忌生葱、生菜。

附子、乌头、天雄：忌豉汁、稷米。

厚朴、蓖麻：忌炒豆。

鳖甲：忌苋菜。

威灵仙、土茯苓：忌面汤、茶。

当归：忌湿面。

丹参、茯苓、茯神：忌醋及一切酸。

凡服药：不可杂食肥猪、狗肉、油腻羹鲙、腥臊陈臭诸物。

凡服药：不可多食生蒜、胡荽、生葱、诸果、诸滑滞之物。

凡服药：不可见死尸、产妇、淹秽等事。

⚕ 妊娠禁忌

乌头　附子　天雄　乌喙　侧子　野葛　羊踯躅　桂　南星　半夏　巴豆　大戟　芫花藜芦　薏苡仁　薇衔　牛膝　皂荚　牵牛　厚朴　槐子　桃仁　牡丹皮　茛根　茜根　茅根　干漆　瞿麦　蔄茹　赤箭　草三棱　葌草　鬼箭　通草　红花　苏木　麦蘖　葵子　代赭石　常山　水银　锡粉　硇砂　砒石　芒硝　硫黄　石蚕　雄黄　水蛭　虻虫　芫青　斑蝥　地胆　蜘蛛　蝼蛄　葛上亭长　蜈蚣　衣鱼　蛇蜕　蜥蜴　飞生　䗪虫　樗鸡　蚱蝉　蛴螬　猬皮　牛黄　麝香　雌黄　兔肉　蟹

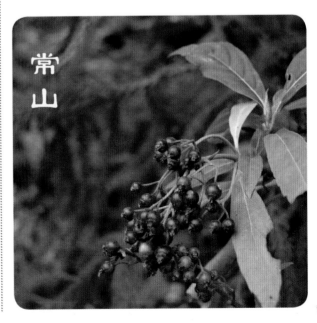

常山

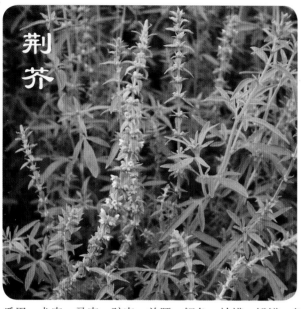

荆芥

爪甲　犬肉　马肉　驴肉　羊肝　鲤鱼　蛤蟆　鳅鳝　龟　鳖　蟹　生姜　小蒜　雀肉　马刀。

饮食禁忌

猪肉忌（生姜、荞麦、葵菜、胡荽、梅子、炒豆、牛肉、马肉、羊肝、麋鹿、龟鳖、鹌鹑、驴肉。）

猪肝忌（鱼鲙、鹌鹑、鲤鱼、肠子。）

猪心肺忌（饴、白花菜、吴茱萸。）

羊肉忌（梅子、小豆、豆酱、荞麦、鱼鲙、猪肉、醋、酪、鲊。）

羊心肝忌（梅、小豆、生椒、苦笋。）

白狗血忌（羊、鸡。）

犬肉忌（菱角、蒜、牛肠、鲤鱼、鳝鱼。）

驴肉忌（凫、茈、荆芥、茶、猪肉。）

牛肉忌（黍米、韭、生姜。）

牛肝忌（鲇鱼。）

牛乳忌（生鱼、酸物。）

马肉忌（仓米、生姜、苍耳、粳米、猪肉、鹿肉。）

兔肉忌（生姜、橘皮、芥末、鸡肉、鹿肉、獭肉。）

獐肉忌（梅、李、生菜、鹄、虾。）

麋鹿忌（生菜、菰蒲、鸡、鱼、雉、虾。）

鸡肉忌（胡蒜、芥末、生葱、糯米、李子、鱼汁、犬肉、鲤鱼、兔肉、獭肉、鳖肉、野鸡。）　鸡子忌（同鸡。）

雉肉忌（荞麦、木耳、蘑菇、胡桃、鲫鱼、猪肝、鲫鱼、鹿肉。）

野鸭忌（胡桃、木耳。）

鸭子忌（李子、鳖肉。）

鹌鹑忌（菌子、木耳。）

雀肉忌（李子、酱、诸肝。）

鲤鱼忌（猪肝、葵菜、犬肉、鸡肉。）

鲫鱼忌（芥菜、蒜、糖、猪肝、鸡雉、鹿肉、猴肉。）

青鱼忌（豆藿。）

鲊鱼忌（豆藿、麦酱、蒜、葵、绿豆。）

黄鱼忌（荞麦）。

鲈鱼忌（乳酪。）

鲟鱼忌（干笋。）

鲐鱼忌（牛肝、鹿肉、野猪。）

鳅鳝忌（犬肉、桑柴煮。）

鳖肉忌（苋菜、薄荷、芥菜、桃子、鸡子、鸭肉、猪肉、兔肉。）

螃蟹忌（荆芥、柿子、橘子、软枣。）

虾子忌（猪肉、鸡肉。）

李子忌（蜜、浆水、鸭、雀肉、鸡、獐。）

橙橘忌（槟郎、獭肉。）

桃子忌（鳖肉。）

枣子忌（葱、鱼。）

枇杷忌（热面。）

杨梅忌（生葱。）

银杏忌（鳗鲡。）

慈菇忌（茱萸。）

诸瓜忌（油饼。）

沙糖忌（鲫鱼、笋、葵菜。）

荞麦忌（猪肉、羊肉、雉肉、黄鱼。）

黍米忌（葵菜、蜜、牛肉。）

绿豆忌（榧子、鲤鱼鲊。）

炒豆忌（猪肉。）

生葱忌（蜜、鸡、枣、犬肉、杨梅。）

韭薤忌　苋菜忌（蕨、鳖。）

白花菜忌（猪心、肺。）

梅子忌（猪肉、羊肉、獐肉。）

凫茈忌（驴肉。）

生姜忌（猪肉、牛肉、马肉、兔肉。）

芥末忌（鲫鱼、兔肉、鸡肉、鳖。）

干笋忌（沙糖、鲟鱼、羊心肝。）

木耳忌（雉肉、野鸭、鹌鹑。）

胡桃忌（野鸭、酒、雉。）

栗子忌（牛肉。）

第三卷 百病主治药上

⑤ 痉风

（即痉病，属太阳、督脉二经。其证发热口噤如痫，身体强直，角弓反张，甚则搐搦。伤风有汗者，为柔痉；伤寒湿无汗者，为刚痉。金疮折伤，痈疽产后，俱有破伤风湿发痉之症）

【风寒风湿】　〔草部〕麻黄　桂枝　术（并主风寒风湿痉。）羌活（风寒风湿，伤金疮痈痉。产后中风，口噤不知人，酒水煎服。）葛根（金疮中者为末。）荆芥（散风湿风热。产后中风口噤，四肢强直，角弓反豆淋酒服。入童尿尤妙。）防风（主金疮中风湿内痉。）风及伤湿，牙关紧急，角弓反张，同防风末，热酒小便调服，名玉真散，三服即苏；南星、半夏等分为末，姜汁、竹沥灌服一钱，仍灸印堂；口噤，生研同姜汁或龙脑揩牙，名开关散。）薇衔（小儿破伤风口噤，同白附子末、薄荷，酒服一字。）细辛（督脉为病，脊强而厥。）防己（除风湿，手足挛急。）芍药　川芎（一切风气。）当归（客血内寒，中风痉，汗不出。产后中风不省，吐涎瘛疭，同荆芥末，童尿、酒服，下咽即有生意。）附子（阴痉自汗。）草乌（破伤风病，同白芷、葱白煎酒，取汁。）〔菜谷〕大蒜（产后中风，角弓反张不语，煎酒服，取汗。或煎水服。）黑大豆（破伤风湿，炒半熟，研蒸，以酒淋汁服，取汗，仍敷疮上。亦同朱砂末酒服。）〔石部〕雄黄（破伤中风，同白芷煎酒服，取汗。）〔鳞介〕白花蛇（破伤中风，项强身直，同乌蛇、蜈蚣末服。）土虺蛇（破伤中风，粉丸服，取汗。）龙齿（主诸痉。）鳔胶（破伤风搐强直，炒研，同麝香、苏木酒服，仍封疮口；有表症，同蜈蚣末，煎羌活、防风、川芎汤服；产后搐搦，乃风入子脏，与破伤风同，炒研，蝉蜕汤服三钱。）牡

蛎（破伤湿病，口噤强直，酒服二钱，并散之。）〔虫部〕蜜蜡（破伤风湿如疟，以热酒化一块服，与玉真散对用，立效。）蝎（破伤中风，同天麻、蟾酥为丸，豆淋酒服，取汗，仍同麝香贴之。）蟾蜍（破伤风病，剁烂入花椒，同酒炒熟，再入酒，热服，取汗。）蜈蚣（破伤中风，同蝎梢、附子、乌头末，热酒服一字，仍贴疮上，取汗。研末掺牙，立苏。）僵蚕（口噤，发汗。）〔禽兽〕鸡子（痫痉。）鸡屎白（破伤中风，产后中风，小儿脐风，口噤反张，强直瘛疭。以黑豆同炒黄，用酒沃之，少顷温服，取汗。或入竹沥。）野鸽屎（破伤风病传入里，炒研，同江鳔、白僵蚕、雄黄末，蒸饼丸服。）雀屎（破伤风，疮作白痂无血者，杀人最急，研末酒服五分。）鸭涎（小儿痉风反张，滴之。）黄明胶（破伤风，烧研，酒服，取汗。）狐目（同上，神效无比。）狐肝　狼屎中骨（破伤风，同蝉蜕、桑花末，米饮服。）六畜毛蹄甲（痫痉。）〔人〕手足爪甲（破伤中风，油炒，热酒服，取汗便愈。）

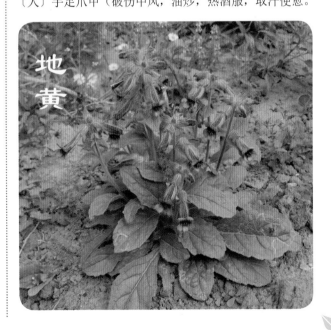

地黄

手足颤掉加南星。)

【风热湿热】〔石部〕铁落（炒热，就酒饮，主风痉。）
〔草〕黄连（破伤风，煎酒入黄蜡化服。） 地黄（产后
风痉，取汁同姜汁绞浸，焙研，酒服。）〔果木〕杏仁（金
疮及破伤中风，角弓反张，杵蒸绞汁服，并涂疮上，仍以
烛火炙之，取效。） 槐胶 桑沥（破伤中风，和酒饮至醉。）
堇叶（痉风。） 竹沥（去痰热子冒风痉。金疮中风，破
伤中风，产后中风，小儿中风，发痉口噤，反张欲死，饮一、
二升，或入姜汁。） 栾荆（狂痉。）苏枋木（破伤中风，
产后中风，为末，酒服三钱，立效。）〔虫兽〕蝉蜕（破
伤风病发热，炒研，酒服一钱，仍以葱涎调涂，去恶汗。
小儿脐风口噤，入全蝎、轻粉。） 羚羊角（子痫痉疾。）
牛黄（热痉。） 乌牛尿（刺伤中风，热饮一升。）〔人
部〕人尿（痉风及产后风痉，入酒饮。）

【外敷】 贝母 茅花（并金疮伤风。） 刘寄奴
麦面（同烧盐。） 白芋 炒盐 鹭头灰 鼠灰 乱发灰（并
敷风入疮中肿痛。） 胡粉（主疮入水湿肿痛，同炭灰敷。）
煨葱（敷金疮伤水，同干姜、黄柏煎水，洗诸疮伤风水。）
薤白 韭叶（并主诸疮中风寒及水湿肿痛，捣烘用之，冷
即易，或加炙至水出。） 箭笋漆（刮，涂。） 鲤鱼目（灰。）
鲇鱼目（灰。并主刺疮伤风及水，敷取汗出。） 猪肉（乘
热贴之，连易三次，立消。） 人耳塞（破伤中风或水，
痛不可忍，封之一夕，水尽即安。）【洗浸】鸡肠草（手
足疮伤水。） 桑灰汁（疮伤风水，入腹杀人。） 自己尿
（金疮中风，日洗数次。）【熨灸】商陆（疮伤水湿，捣
炙，熨之，冷即易。） 蜀椒（诸疮中风肿痛，和面煨熨。）
槐白皮（安疮上，灸百壮。） 桑枝（刺伤疮，犯露水肿
痛多杀人。炮热烙之，冷即易。）黍穰 青布 牛屎 白马
通 骡屎（并主诸疮，伤风及水，肿痛欲死者，单烧熏令
水出尽愈。）

⑤ 项强

【风湿】 防风（凡腰痛项强，不可回头，乃手足
太阳症，必须用此。）荆芥（秋后作枕及铺床下，立春去之。）
羌活 白芷 藁本 薄荷 菊花 贝母。

⑤ 卒厥

（有尸厥、气厥、火厥、痰厥、血厥、中恶、魇死、

惊死）

【外治】 半夏 菖蒲 皂角 雄黄 梁上尘（并主卒
死尸厥魇死，客忤中恶，为末吹鼻。） 葱黄（插入鼻中
七八寸，及纳下部。） 薤汁 韭汁（并灌鼻。） 醋（鬼
击卒死，灌少许入鼻。）酒（惊怖卒死，灌之，并吹两鼻。）
乳香 安息香 樟木（并烧烟熏之。） 鸡冠血（寝死，中恶
卒死，涂面及心，并纳口鼻。） 东门上鸡头（为末，酒服。）
犬肉（拓心上。） 青牛蹄（魇死，安头上即苏。） 牛黄
麝香（水服。） 热汤（忤恶卒死，隔衣熨腹，冷即易。）
井底泥（卧忽不寤，勿以火照，但痛啮足拇趾甲际，多唾
其面，以泥涂目，令人垂头于井中呼之即苏。） 瓦甑（魇
死不寤，覆面打破之。） 鞋履（卧时一仰一覆，则不魇。）
人尿（中恶不醒，尿其面上即苏。） 烧人灰（置枕中，
辟魇寐。）

【内治】 女青（诸卒死，捣末酒灌，立活。）
菖蒲汁 蠡实根汁（并灌之。） 南星 木香 附子（同木香，
煎服。） 陈粟米（卒得鬼打，擂水服。） 白薇（妇人无
故汗多，卒厥不省人事，名血厥。同当归、人参、甘草煎
服。） 巴豆（鬼击，同杏仁汁服，取利。） 常山（小儿
惊忤，中恶卒死，同牡蛎煎服吐痰。） 盐胆水（吐痰厥。）
烧尸场上土（尸厥，泡汤灌。） 食盐（卒鬼击，水灌并馈

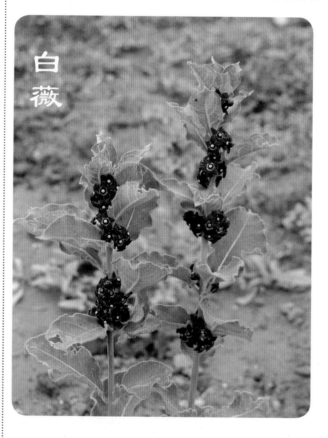

白薇

之。） 锅底土（魇寐死。末灌二钱，并吹鼻。） 白鸭血 白犬血 猪心血、尾血（并灌之。） 犀角（中恶鬼气，卒死厥逆，口鼻出清血，须臾不救，似乎尸厥，但腹不鸣，心下暖。同麝香、朱砂末服二钱，即苏。） 羚羊角（热毒风攻注，中恶毒瓦斯，卒不识人。） 狐胆（人卒暴亡，即取温水化灌，入喉即活，移时者无及。） 马屎（卒中恶死，绞汁灌之。） 白马夜眼（卒死尸厥，同尾烧丸服。）

9 伤寒热病

（寒乃标，热乃本。春为温，夏为热，秋为瘅，冬为寒，四时天行为疫疠）

【发表】 〔草部〕麻黄 羌活（太阳、少阴。）葛根 升麻 白芷（阳明，太阴。） 细辛（少阴。） 苍术（太阴。） 荆芥 薄荷 紫苏（并发四时伤寒不正之汗。） 香薷（四时伤寒不正之气，为末，热酒服，取汗。） 香附（散时气寒疫。） 艾叶（时气温疫，煎服取汗。） 苍耳叶（发风寒头痛汗。） 浮萍（夹惊伤寒，同犀角、钩藤末服取汗。） 天仙藤（治伤寒，同麻黄发汗。） 牛蒡根（捣汁服，发天行时疾汗。） 〔谷菜〕豆豉（治数种伤寒，同葱白，发汗通关节。汗后不解，同盐吐之。） 胡麻（煎酒，发汗。）生姜 小蒜 葱白 〔果木〕茗茶（并发汗。） 杏仁（同酢

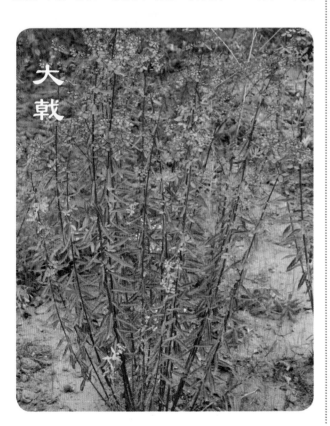

大戟

煎，发时行温病汗。） 桃叶（蒸卧，发伤寒汗。） 胡桃（同葱、姜、擂茶服，发汗。） 桂枝（太阳解肌。） 皂荚（伤寒初起，烧赤水服取汗；研汁和姜蜜服，取汗。） 〔水石〕百沸汤（多饮取汗。） 丹砂（伤寒时气，始得一二日，煮服取汗。涂身向火亦出汗。） 石膏（阳明发热，解肌出汗。） 代赭石（伤寒无汗，同干姜末热醋调，涂掌心合定，暖卧取汗。）

【攻里】 〔草部〕大黄（阳明、太阴、少阴、厥阴，燥热满痢诸证。） 栝楼实（利热实结胸。） 甘遂（寒实结胸。） 葶苈（结胸狂躁。） 大戟 芫花（胁下水饮。）荛花（行水。） 蜀漆（行水。） 千里及（主天下疫气，煮汁利。） 〔果木〕桃仁（下瘀血。） 巴豆（寒热结胸。

【和解】 〔草部〕柴胡（少阳寒热诸证。伤寒余热，同甘草，煎服。） 半夏 黄芩 芍药 牡丹 贝母 甘草（并主寒热。） 白术 葳蕤 白薇 白藓皮 防风 防己（并主风温、风湿。） 泽泻 秦艽 海金沙 木通 海藻（并主湿热。） 黄连 大青 黄药 白药 荠苨 船底苔 陟厘（并主天行热毒狂烦。） 知母 玄参 连轺 天门冬 麦门冬 栝楼根（并主热病烦渴。） 前胡 恶实 射干 桔梗（并主痰热咽痛。） 蕙草 白头翁（热痢。） 五味子（咳嗽。） 苦参（热病狂邪，不避水火，蜜丸服。） 龙胆草（伤寒发狂，末服二钱。） 青黛（阳毒发斑，及天行头痛寒热，水研服。） 地黄（温毒发斑，熬黑膏服。同薄荷汁服，主热瘅昏迷。） 青葙苗（捣汁服，大治温疠。） 襄荷（温病初得，头痛壮热，捣汁服。） 芦根（伤寒内热，时疾烦闷，煮汁服。） 葎草（汗后虚热，杵汁服。） 蛇莓（伤寒大热，杵汁服。） 番木鳖（热病，磨汁服。） 虎杖（时疫流毒攻手足，肿痛欲断，煮汁渍之。） 含水藤（天行时气烦渴。） 〔谷部〕黑大豆（疫疠发肿，炒熟，同甘草煎服。）豆豉（伤寒头痛，寒热瘴气，及汗后不解，身热懊侬，同栀子煎服。余毒攻手足，煎酒服。暴痢，同薤白煎服。）赤小豆（除湿热。） 薏苡仁（风湿痛。） 粳米（烦热。）饧（建中。） 麻子（脾约秘结。）〔菜部〕百合（百合病。）葱白（少阴下利。） 干姜（痞湿及下利。） 茄子（温疾。）红菜头汁（解时行壮热。） 生瓜菜汁（解阳毒壮热头痛。）〔果部〕大枣（和营卫。）杏仁（利肺气。） 桃仁（行血。）乌梅（烦渴及蛔厥。） 橘皮（呕哕痰气。） 槟榔（伤寒痞满结胸，末服。） 马槟榔（伤寒热病，每嚼数枚水吞。）梨汁（热毒烦渴。木皮，伤寒温病，同甘草、秫米、锅煤服。）芰实（伤寒积热。） 吴茱萸（厥阴头痛，多涎。） 蜀椒（阴

毒时气及蛔厥。） 盐麸子（天行寒热。）〔木部〕栀子（烦热懊侬。） 黄柏（热毒下利及吐血。） 厚朴（满痞头痛。） 枳壳（痞满。） 枳实（满实。） 竹叶（烦热。） 竹茹（温气寒热。） 秦皮（热痢。） 梓白皮（时行温病，壮热发黄，煎服。） 桐木皮（伤寒发狂，煎服，取吐下。） 榉木皮（时行头痛，热结在肠胃。） 柳叶（天行热病。） 楝实（温疾伤寒，大热烦狂。） 李根白皮（奔豚。） 茯苓（行湿利小便。） 猪苓（热渴水逆，小便不利。）〔水土〕腊雪（解伤寒时气，温疾大热。） 冬霜（解伤寒内热。） 夏冰（阳毒热盛，置于膻中。） 凉水（阳毒，浸青布贴胸中。） 蚯蚓粪（谵语狂乱，凉水服。） 蜣螂转丸（时气烦热，绞汁服。） 梁上尘 釜底墨（并主阳毒发狂、斑。）〔金石〕黑铅（伤寒毒瓦斯。） 铅丹（火劫惊邪。） 古文钱（时气欲死，煮汁入麝香，取吐或下。） 铁粉（阳毒发狂，同龙胆草，磨刀水服。） 铁铧（小儿百日伤寒壮热，烧赤淬水服。） 石膏（伤寒头痛如裂，壮热如火，解肌发汗，阳明潮热大渴。同黄连煎服，治伤寒发狂。） 滑石（解利四时一切伤寒，同甘草末服。） 凝水石（时气热盛。） 雄黄（伤寒咳逆，煎酒服；烧烟熏狐惑。） 食盐（伤寒寒热。） 赤石脂 禹余粮（少阴下利。） 石蟹（天时热疾。）〔鳞介〕龙骨（火劫惊邪。下利不止。） 鳖甲（阴毒。） 玞珉（热结狂言，磨水服。） 牡蛎（伤寒寒热，及自汗水结。） 海蛤（伤寒血结，同芒硝、滑石、甘草服。） 文蛤（伤寒大汗，烦热口渴，末服。） 贝子（伤寒狂热。）〔禽部〕鸡子（伤寒发斑下痢。生吞一枚，治伤寒发狂烦躁。打破煮浑入浆啜之，治天行不解。井中浸冷，吞七枚，治妊娠时疾，安胎。） 鸡屎白（伤寒寒热。）〔兽部〕猪胆（少阳证热渴，又导大便不通。） 猪膏（伤寒时气，温水服一弹丸，日三。） 猪肤（少阴咽痛。） 犀角（伤寒热毒，发狂发斑，吐血下血。） 牛黄（天行热病。） 羚羊角（伤寒热在肌肤。） 牛角（时气寒热头痛。） 马屎 羊屎 羊尿（伤寒手足疼欲脱，并洗之。） 阿胶（热毒下痢。）〔人部〕人尿（少阴下痢，入白通汤。） 人屎（大热狂走，水渍服。） 人中黄（研水。） 胞衣水（并主热病发狂，饮之。）

【温经】 〔草部〕人参（伤寒厥逆发躁，脉沉，以半两煎汤，调牛胆南星末服。坏证不省人事，一两煎服，脉复即苏；夹阴伤寒，小腹痛，呕吐厥逆，脉伏，同姜附煎服，即回阳。） 附子（治三阴经证，及阴毒伤寒，阴阳易病。） 蓼子（女劳复，卵缩入腹绞痛，煮汁服。）

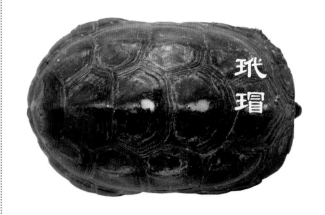
玞珉

草乌头（阴毒，插入谷道中。）〔谷菜〕黑大豆（阴毒，炒焦投酒热服，取汗。）干姜（阴毒，同附子用，补中有发。）韭根（阴阳易病。） 葱白（阴毒，炒热熨脐。） 芥子（阴毒，贴脐，发汗。）〔果部〕蜀椒（阴毒，入汤液用。） 胡椒（阴毒，同葱白、麝香和蜡作挺，插入茎内，出汗愈。）吴茱萸（阴毒，酒拌蒸熨足心。） 〔木部〕松节（炒焦投酒服，治阴毒。） 乌药子（阴毒，炒黑水煎服，取汗。）青竹皮（女劳复，外肾肿，腹中绞痛，水煎服。）皂荚仁（阴毒。）〔石禽〕雄黄（阴毒，入汤药。） 硝石 石硫黄（阴毒，二味为末，服三钱，取汗。硫黄同巴豆丸服，治阴阳二毒。）太阴玄精石（阴毒，正阳丹用之。）鸡屎白（阴毒，同黑豆、乱发、地肤子炒焦入酒服，取汗。） 鸽屎（阴毒，炒焦酒服，取汗。）〔兽人〕鼠屎（阴易腹痛，同韭根煮汁服，取汗。）豚卵（阴阳易病，小腹急痛，热酒吞二枚。）麝香（阴毒。）男女爪甲（阴阳易病。同中衣裆烧灰酒服。）妇人阴毛（阴阳易病，卵缩欲死，烧灰，以洗阴水服。）〔服器〕裈裆（女劳复及阴阳易，烧灰水服。下裳带烧服，病免劳复。）

【食复劳复】 〔草部〕麦门冬（伤寒后小劳，复作发热。同甘草、竹叶、粳米煎服。） 胡黄连（劳复，同栀子丸服。） 芦根（劳复食复，煮汁服。）〔谷果〕饭（伤寒多食，复作发热，烧末饮服。） 曲（食复，煮服。）橘皮（食复，水煎服。）〔木石〕枳壳（劳复发热，同栀子、豉、浆水煎服。） 栀子（食复发热，上方加大黄；劳复发热，同枳壳、鼠屎、葱白煎服。） 胡粉（食复劳复，水服少许。）凝水石（解伤寒劳复。）〔介禽〕鳖甲（食复劳复，烧研水服。） 抱出鸡子壳（劳复，炒研，汤服一合，取汗。）〔兽人〕马屎（劳复，烧末冷酒服。） 鼠屎 人屎（劳复，烧灰，酒服。） 头垢（劳复，含枣许水下。） 洗手足水（食复劳复，饮一合。） 〔服器〕头巾（劳复口渴，浸汁服。） 缴脚布（劳复，洗汗服。） 砧上垢（食复劳复，同病患足下土、鼠屎煎服。）

瘟疫

【辟禳】 〔草部〕苍术（山岚瘴气，温疾恶气，弭灾。烧烟熏，去鬼邪。） 升麻（吐温疫时气毒疫。） 木香 辟虺雷 徐长卿 鬼督邮 藁本 女青 山柰 菝葜 荜草温邪恶气。） 白茅香 茅香 兰草（并煎汤浴，辟疫气。）〔木部〕沉香 蜜香 檀香 降真香 苏合香 安息香 詹糖香 樟脑 返魂香 兜木香 皂荚 古厕木（并烧之，辟疫。） 钓樟叶（置门上。） 乌药 预知子 阿魏 乳香（腊月二十四日五更，取初汲水浸至元旦五更，人嚼一块，饮水三呷，一年无疫。）松叶，日服。） 桃枝 桃橛 桃符（并辟疫。） 桃仁（茱萸、青盐炒过，每嚼一二十枚，预辟瘴疬。） 三岁陈枣核中仁（常服百邪不干。） 〔谷菜〕椒柏酒 屠苏酒（元旦饮之，辟瘟疬。）黑豆（除夕正月朔望投井中，辟瘟疫病。正月七日，囊盛置井中，三日取出，男吞七粒，女吞二七，一年无病。元旦向东吞三七粒，一年无疫。立秋日面西吞七粒，不病痢。）豉（和白术浸酒常饮，除瘟疫病。） 麻子仁（除夜同小豆投井中，辟疫。）穄米（为末，水服，不染瘟疫。） 蒜（时气温病，捣汁服。立春元旦，作五辛盘食，辟温疫。）蔓荆（立春生姜（辟邪）淡竹叶（解疫。）（度所住户中壁，屈结之，则不染。）

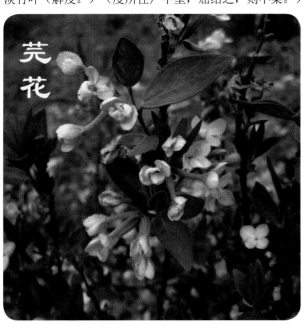
芫花

〔水土〕半天河水（饮之辟疫。） 东壁土冢上土石平旦，各吞三七丸，永无疫疾。） 阳起石（解温疫冷气。） 婆娑石（瘴疫，热闷头痛。）〔鳞介〕蚺蛇肉 鱼 鲩鱼 牛鱼 鲍鱼头灰 贲龟 珠鳖 蚬肉（并食辟疫。）〔禽兽〕雄鸡（冬至作腊，立春食之，辟疫。） 东门上鸡头（辟疫禳恶。） 雄鹊（冬至埋圂前，辟时疾温气。） 石燕肉（炒浸酒饮，辟温疫岚瘴。） 五灵脂（辟疫。）獭肉（煮服，主疫气温病及牛马疫。）狸肉（温鬼毒瓦斯，皮中如针刺。）麝香 灵猫阴 雄狐屎（烧之辟疫。）

【瘴疬】 〔草部〕升麻（吐。） 钗子股（吐。）葛根 草犀 大黄（温瘴。）附子（冷瘴。） 恒山（吐。）芫花（下。） 金丝草 锦地罗 千金藤 伏鸡子根 解毒子含水藤 千里及 肉豆蔻 苍术 〔菜谷〕葱 茗葱 蒜 白蕊苦茄 豉 红曲 烧酒 〔果木〕茶 盐麸子 槟榔 乌梅 大腹皮 安息香 苏合香 阿魏 相思子（吐。） 〔石部〕丹砂雄黄 砒石 婆娑石 〔鳞部〕蚺蛇肉 鲮鲤甲 海豚鱼（作脯。）海鹞鱼（烧服。）〔兽部〕猪血 猪屎 羊角 山羊肉 羚羊角 犀角 麝香 果然肉 猴头骨及肉 〔人部〕天灵盖。

暑

（有受暑中暍，受凉中暑）

【中暍】 〔草谷〕水蓼（煮汁灌。） 胡麻（炒黑，井水搋灌。） 寒食面（井水灌。）〔菜果〕大蒜（同道中热土捣，水澄服。） 瓜蒂（吐之即省。） 〔水土〕热汤（布蘸，熨心即苏，仍徐灌之。） 地浆（灌。） 道中热土（壅脐上，令人溺于中，即苏。） 车辇土（澄水服。）仰天皮（新水调灌。） 热瓦（互熨心上）。

【中暑】 〔草部〕香薷（解暑利小便，有彻上彻下之功。夏月解表之药，能发越阳气，消散畜水。）黄连（酒煮丸服，主伏暑在心脾，发热吐泻痢渴诸病。） 石香薷紫苏叶 苍术 白术 大蒜〔果木〕木瓜 枇杷叶 赤茯苓 厚朴 猪苓（并主伤暑有湿热诸病。） 桂心（大解暑毒，同茯苓丸服。同蜜作渴水饮。） 黄柏（去湿热，泻阴火，滋肾水，去痿弱。）〔水石〕雪水 夏冰 滑石 石膏 朱砂（解渴。） 雄黄（暑毒在脾，湿气连脚，或吐或痛，或痢或疟，炼过丸服。） 硝石 硫黄（二味结砂，主外伤暑热，内伤生冷，发为头痛寒热、吐泻霍乱、心腹痛诸病；三伏吞硫黄百粒，去积滞甚妙。） 玄精石（解暑消积。）

【泻火益元】 〔草部〕黄芪（伤暑自汗，喘促肌热。）　人参（暑伤元气，大汗痿躄，同麦门冬、五味子煎服，大泻阴火，补元气，助金水。）　甘草（生泻火，熟补火，与参、芪同为泻火益气之药。）　麦门冬（清肺金，降心火，止烦渴咳嗽。）　黄芩 知母（泻肺火，滋肾水。）虎杖（同甘草煎饮，压一切暑毒烦渴，利小便。）〔果木〕苦茗（同姜煎饮，或醋同饮，主伤暑泻痢。）　石楠叶（煎服解暑）。乌梅（生津止渴）。西瓜 甜瓜 椰子浆（解暑毒。）

湿

（有风湿、寒湿、湿热）

【风湿】　〔草部〕羌独活 防风 细辛 麻黄 木贼 浮萍 藁本 川芎 蛇床子 黄芪 黄精 葳蕤 秦艽 菖蒲 漏芦 菊花 马先蒿 白蒿 庵䕡 旋复花 苍耳 薇衔 蒴藋 石龙芮 茵蓣 防己 茜根 忍冬 苏子 南星 草薢 土茯苓 龙

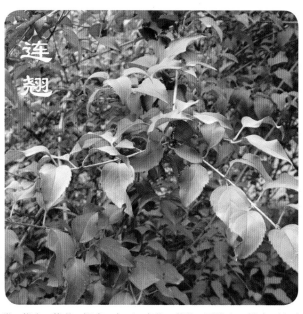

常 葱白 薏苡 胡麻 大豆 秦椒 蔓椒 蜀椒红 柏实 松叶 沉香 龙脑 蔓荆 皂荚 枸杞 五加皮 桂枝 伏牛花 厚朴（与苍术、橘皮同除湿病〔石部〕磁石 白石英〔虫鳞〕蝎（风淫湿痹，炒研，入麝香，酒服。）鳝鱼（湿风恶气，作臛食）。

【寒湿】　〔草部〕苍术（除上中下三焦湿，发汗利小便，逐水功最大。湿气身重作痛，熬膏服。诸方详见本条。）　草乌头（除风湿，燥脾胃，同苍术制煮作丸服。）附子 乌头 芫花 王孙 狗脊 牛膝 山柰 红豆蔻 草果 蠡实 艾叶 木香 杜若 山姜 廉姜。〔谷菜〕葡萄酒 烧酒 豆黄 生姜 干姜 芥子 蒜 葫茴香 〔果木〕吴茱萸 胡椒子 莲实 桂心 丁香 樟脑 乌药 山茱萸 〔兽部〕貘皮 木

狗皮 诸兽毛皮毡 火针。

【湿热】　〔草部〕山茵陈 黄芩 黄连 防己 连翘 白术 柴胡 苦参 龙胆草 车前 木通 泽泻 通草 白薇 茺草 半夏 海金沙 地黄 甘遂 大戟 萱草 牵牛（气分。）大黄（血分。）　营实根 夏枯草 〔谷菜〕赤小豆 大豆黄卷 薏苡仁 旱芹（丸服。）　干姜 生姜〔木部〕椿白皮 茯苓 猪苓 酸枣 柳叶 木槿 榆皮 〔介石〕蚬子（下湿热气。）　滑石 石膏 矾石 绿矾。

火热

（有郁火、实火、虚火，气分热、血分热、五脏热、十二经热）

【升散】　〔草部〕柴胡（平肝胆三焦包络相火，除肌热潮热，寒热往来，小儿骨热疳热，妇人产前产后热。虚劳发热，同人参煎服。）　升麻（解肌肉热，散郁火。）葛根（解阳明烦热，羌活（散火郁发热。）白芷（散风寒身热，浴小儿热。）薄荷汁（骨蒸劳热。）水萍（暴热身痒，能发汗。）　香附（散心腹客热气郁。）

【泻火】　〔草部〕黄连（泻肝胆心脾火，退客热。）黄芩（泻肺及大肠火，肌肉骨蒸诸热。肺热如火燎，烦躁咳嗽引饮，一味煎服。）　胡黄连（骨蒸劳热，小儿疳热，妇人胎蒸。）　秦艽（阳明湿热，劳热，潮热骨蒸。）沙参（清肺热）。桔梗（肺热）。龙胆（肝胆火，胃中伏热。）青黛（五脏郁火。）　蛇莓 白薇皮 大青（并主时行，腹中大热。）连翘（少阳、阳明、三焦气分之火。）青蒿（热在骨间。）恶实（食前挪吞三枚，散诸结节筋骨烦热毒。）灯笼草（骨热肺热。）积雪草（暴热，小儿热。）虎杖（压一切热毒。）　茵陈（去湿热。）景天（身热，小儿惊热。）钩藤（平心肝火，利小便。同甘草、滑石服，治小儿惊热。）酸浆 防己 木桶 通草 灯芯 泽泻 车前 地肤 石韦 瞿麦（并利小便，泄火热。）　乌韭（热在肠胃。）　屋游（热在皮肤。）　土马鬃（骨热烦败。）　大黄（泻诸实热不通，足太阴、手足阳明、厥阴五经血分药。）〔菜果〕荠苨子 李叶 桃叶 枣叶 〔木部〕楮叶 楝实 羊桃 秦皮 梓白皮（并浴小儿身热。）栀子（心肺胃小肠火，解郁利小便。）鼠李根皮（身皮热毒。）　木兰皮（身热面疮。）　桑白皮（虚劳肺火。）　地骨皮（泻肺火、肾火、胞中火，补正气，去骨间有汗之蒸，同防风、甘草煎服。）溲疏（皮肤热，胃中热。）　竹叶 竹茹 竹沥（并主烦热有痰。）荆沥（热痰。）

〔水石〕雪水 冰水 井水（并除大热。） 石膏（除三焦、肺、胃、大肠火，解肌发汗退热。潮热骨蒸发热，为丸散服。食积痰火，为丸服。小儿壮热，同青黛丸服。） 长石（胃中热，四肢寒。） 理石（营卫中大热烦毒。） 方解石（胸中留热。） 玄精石（风热。） 凝水石（身热，皮中如火烧，烦满，水饮之。凉血降火。） 食盐 卤碱（除大热。） 硝石（五脏积热。） 朴硝（胃中结热。紫雪、碧雪、红雪、金石凌，皆解热结药也。） 玄明粉（胃中实热，肠中宿垢。）〔兽部〕犀角（泻肝，凉心，清胃，解大热诸毒瓦斯。） 牛黄（凉心肝。） 羚羊角（风热寒热。） 象牙（骨蒸热。） 牛胆 猪胆 熊胆（并除肝火。） 白马胫骨（煅

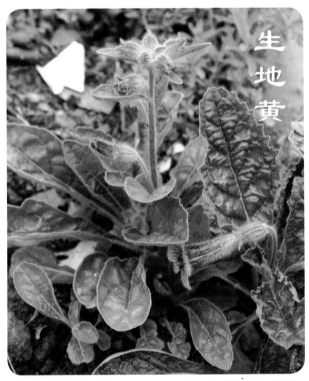

生地黄

过，降火可代芩、连。）〔人部〕人中白（降三焦、膀胱、肝经相火。） 人溺（滋降火甚速。） 人屎（大解五脏实热，骨蒸劳热。）

【缓火】〔草部〕甘草（生用，泻三焦五脏六腑火。）黄芪（泻阴火，补元气，去虚热。无汗则发，有汗则止。）人参（与黄芪、甘草三味，为益气泻火、除肌热躁热之圣药，甘温除大热也。） 麦门冬（降心火，门冬三味，为清金滋水泻火止渴止汗生脉之剂。） 天门冬（肺劳风热，丸服。阴虚火动有痰热，同五味子，丸服。妇人骨蒸，同生地黄，丸服。） 葳蕤（五劳七伤虚热。煎服，治发热口干小便少。）白术（除胃中热、肌热，止汗。妇人虚发热，小儿脾虚骨蒸，同茯苓、甘草、芍药煎服。） 茅根 地筋（客热在肠胃。）

甘蕉根 菰根 芦根 天花粉（并主大热烦渴。） 栝楼根（润肺降火化痰。饮酒发热，同青黛、姜汁丸服。妇人月经不调，夜热痰嗽，同青黛、香附末服。）〔菜谷〕山药（除烦热，凉而补。） 小麦（客热烦渴，凉心。） 梁米（脾胃客热。） 麻仁（虚劳客热，水煎服。）〔果部〕梨（消痰降火，凉心肺。） 柿（凉肺，压胃热。） 李（曝食，去骨间劳热。） 乌梅（下气除热。） 马槟榔（热病，嚼食。） 蕉子（凉心。） 甘蔗（解热。）〔介禽〕鳖肉（同柴胡诸药，丸服，治骨蒸。） 鸭肉 鸽肉（并解热。）〔兽人〕兔肉（凉补。） 豪猪肉 猪肉（肥热人宜食之。）猪乳 酥酪 醍醐 人乳。

【滋阴】〔草部〕生地黄（诸经血热，滋阴退阳。蜜丸服，治女人发热成劳。蜜煎服，治小儿壮热，烦渴昏沉。）熟地黄（血虚劳热，产后虚热，老人虚燥。同生地黄为末，姜汁糊丸，治妇人劳热。） 玄参（烦躁骨蒸，滋阴降火，与地黄同功。治胸中氤氲之气，无根之火，为圣剂。同大黄、黄连丸服，治三焦积热。） 当归（血虚发热，困渴引饮，目赤面红，日夜不退，脉洪如白虎证者，同黄芪煎服。）丹参（冷热劳，风邪留热。同鼠屎末服，主小儿中风，身热拘急。） 牡丹（治少阴厥阴血分伏火，退无汗之骨蒸。）知母（心烦，骨热劳往来，产后蓐劳，热劳。泻肺命火，滋肾水。）〔木部〕黄柏（下焦湿热，滋阴降火。）

【各经火药】肝（气，柴胡；血，黄芩。）心（气，麦门冬；血，黄连。） 脾（气，白芍药；血，生地黄。）肺（气，石膏；血，栀子。） 肾（气，知母；血，黄柏。）胆（气，连翘；血，柴胡。） 小肠（气，赤茯苓；血，木通。） 大肠（气，黄芩；血，大黄。） 膀胱（气，滑石；血，黄柏。） 胃（气，葛根；血，大黄。） 三焦（气，连翘；血，地骨。） 包络（气，麦门冬；血，牡丹皮。）

【各经发热药】肝（气，柴胡；血，当归。）心（气，黄连；血，生地黄。） 脾（气，芍药；血，木瓜。） 肺（气，石膏；血，桑白皮。） 肾（气，知母；血，地黄。）胆（气，柴胡；血，栝楼。） 小肠（气，赤茯苓；血，木通。） 大肠（气，芒硝；血，大黄。） 膀胱（气，滑石；血，泽泻。） 胃（气，石膏；血，芒硝。） 三焦（气，石膏；血，竹叶。）包络（气，麦门冬；血，牡丹皮。）

6 诸气

（怒则气逆，喜则气散，悲则气消，恐则气下，惊则

气乱，劳则气耗，思则气结，炅则气泄，寒则气收）

【郁气】　〔草部〕香附（心腹膀胱连胁下气妨，常日忧愁。总解一切气郁，行十二经气分，有补有泻，有升有降。）　苍术　木香（心腹一切滞气。和胃气，泄肺气，行肝气。凡气郁而不舒者，宜用之。冲脉为病，逆气里急。同补药则补，同泻药则泻。中气，竹沥、姜汁调灌。气胀，同诃子丸服。一切走注，酒磨服。）　藿香（快气。）　鸡苏　紫苏（顺气。）　薄荷（去愤气。）〔谷菜〕赤小豆（缩气，散气。）　莱菔子（练五脏恶气，化积滞。）　葱白（除肝中邪气，通上下阳气。）胡荽（热气结滞，经年数发，煎饮。）莴苣　白苣（开胸膈拥气。）　马齿苋（诸气不调，煮粥食。）黄瓜菜（通结气。）　〔果木〕杏仁（下结气，同桂枝、橘皮、诃黎勒丸服。）青橘皮（疏肝散滞，同茴香、甘草末服。）　槟榔（宣利五脏六腑壅滞，破胸中一切气，性如铁石。）大腹皮（下一切。）　橄榄　毗黎勒（开胃下气。）榆荚仁（消心腹恶气，令人能食。〔石兽〕铁落（胸膈热气，食不下。）　长石（胁肋肺间邪气）。麝香　灵猫阴。〔人部〕人尿（一切气块，煎苦参酿酒饮。）

【痰气】　〔草部〕半夏（消心腹、胸胁痰热结气。）贝母（散心胸郁结之气，消痰。）桔梗　前胡　白前　芫花（诸般气痛，醋炒，同延胡索服。）　威灵仙（宣通五脏，去心腹冷滞，推陈致新。男妇气痛，同韭根、乌药、鸡子煮酒服。）　牵牛（利一切气壅滞。三焦壅滞，涕唾痰涎，昏眩不爽，皂角汁丸服。气筑奔冲，同槟榔末服。）〔谷菜〕荞麦（消气宽肠。）　黑大豆（调中下气。）　生姜（心胸冷热气。暴逆气上，嚼数片即止。）莱菔子（痰隔气胀，水煎服。下焦冷气，蜜丸服。）　橙皮（消痰下气，同生姜、檀香、甘草作饼服。）　柚皮（消痰下气，及愤懑之痰，酒煮蜜拌服。）　枸橼皮（除痰，止心下气痛。）　金橘（下气快肠。）枳实　枳壳　茯苓（破结气，逐痰水。）桑白皮（下气消痰。）　皂荚（一切痰气，烧研，同萝卜子、姜汁，蜜丸服。）　〔介部〕龟甲（抑结气不散，酒炙，同柏叶、香附丸服。）　牡蛎（惊恚怒气，结气老血。担罗（同昆布做羹，消结气。）

【血气】　〔草部〕当归（气中之血。）川芎（血中之气。）　蓬莪术（气中之血。）　姜黄（血中之气。）三棱（血中之气。）　郁金（血气。）　延胡索　〔木部〕乳香　没药　骐骥竭　安息香（并活血散气。）

【冷气】　〔草部〕艾叶（心腹一切冷气恶气，捣汁服。）　附子（升降诸气，煎汁入沉香服。）　乌头（一切冷气，童尿浸，作丸服。）　肉豆蔻　草豆蔻　红豆蔻　高良姜　益智子　毕勃没　缩砂　补骨脂　葫芦巴（并破冷气。）五味子（奔豚冷气，心腹气胀。）　〔菜〕蒜葫　芸薹　蔓菁芥　干姜　薄菜　秦狄梨　马芹（并破冷气。）茴香（肾邪冷气，同附子，制为末服。）　白芥子（腹中冷气，微炒，为丸服。）〔果木〕蜀椒（解郁结。其性下行，通三焦。凡人食饱气上，生吞一、二十枚即散。）　秦椒　胡椒　毕澄茄　吴茱萸　食茱萸　桂　沉香　丁香　丁皮　檀香　乌药　樟脑　苏合香　阿魏　龙脑树子（并破冷气，下恶气。）　厚朴（男女气胀，饮食不下，冷热相攻，姜汁炙研末，饮服。）　诃黎勒（一切气疾，宿食不消，每夜嚼咽。）〔金石〕金屑（破冷气。）黑铅（肾脏气发，同石亭脂、木香、麝香，丸服。）　铜器（炙熨冷气痛。）　紫石英（寒热邪气。补心气，养肺气。）　灵砂（治冷气。升降阴阳，既济水火。）　玄精石砒石　硇砂（元脏虚冷气痛，同桃仁丸服。又同川乌头丸服。）硫黄（一切冷气积痛，同青盐丸服。同硝石、青皮、陈皮，丸服。）　〔鱼禽〕鳢鱼（下一切气，同胡椒、大蒜、小豆、葱，水煮食。）　黄雌鸡　乌雌鸡（并治冷气着床。）

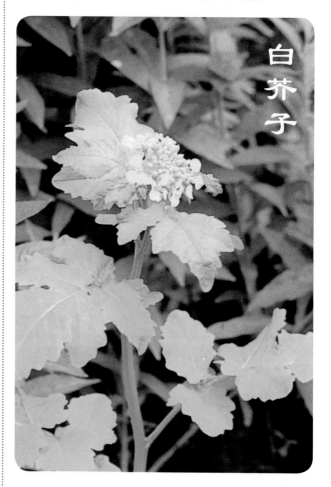

白芥子

9 痰饮

（痰有六：湿、热、风、寒、食、气也。饮有五：支、留、伏、溢、悬也。皆生于湿）

【风寒湿郁】 〔草部〕半夏（行湿下气，湿去则涎燥，气下则痰降，乃痰饮主药。法制半夏可咀嚼。胸膈痰壅，姜汁作饼煎服；停痰冷冻饮料，同橘皮煎服；中焦痰涎，同枯矾丸服；结痰不出，同桂心、草乌头丸服；支饮作呕，同生姜、茯苓煎服；风痰湿痰，清壶丸。风痰，辰砂化痰丸；气痰，三仙丸；惊痰，辰砂半夏丸；老人风痰，半夏消石丸；小儿痰热，同南星入牛胆阴干丸服。）天南星（除痰燥湿。壮人风痰，同木香、生姜煎服；痰迷心窍，寿星丸；小儿风痰，抱龙丸。） 苍术（消痰水，解湿郁，治痰夹淤血同姜、桂丸服。） 旋复花（胸上痰结，唾如胶漆，及膀胱留饮，焙研蜜丸服。）威灵仙（心膈痰水，宿脓久积。停痰宿饮，喘咳呕逆，同半夏、皂角水丸。）麻黄（散肺经火郁，止好唾痰喘。） 细辛（破痰利水，开胸中滞结。） 薄荷（小儿风涎要药。） 苏子（治风顺气消痰。） 佛耳草（除痰压时气。） 附子（胃冷湿痰呕吐，同半夏、生姜丸服。）乌头 天雄 白附子（并主风痰湿痰。）草乌头（胸上冷痰，食不下，心腹冷痰作痛。）紫金牛（风痰。） 百两金（风涎。） 艾叶（口吐清水，煎服。）防己（膈间支饮喘满，木防己汤。） 葶苈（胸中痰饮结气。）人参（胸中痰，变酸水，逆黄。） 肉豆蔻 草豆蔻 高良姜 廉姜 荜茇 红豆蔻 野狼毒〔菜谷〕干姜（并主冷痰，燥湿温中。） 生姜（除湿去痰下气。痰厥卒风，同附子，煎服。）芥及子 白芥子（痰在胁下及皮里膜外，非此莫除。同白术丸服。同苏子、莱菔子丸，下痰。） 米醋烧酒〔果木〕木瓜 楂子 橙皮 柚皮（并去湿痰水唾。）橘皮（除湿痰留饮，呕哕反胃。二陈汤。润下丸。宽中丸。痰膈胸中热胀，水煎服；嘈杂吐清水，为末舐之；下焦冷痰，丸服。）槟榔（消谷下气，逐水除痰澼，为末汤服；呕吐痰水，同橘皮煎或末服。）大腹皮 都念子 都咸子 蜀椒（温中除湿，心腹留饮。椒目，同巴豆丸服，治留饮腹痛。）吴茱萸（厥阴痰涎。） 胡椒 毕澄茄 厚朴（消痰温中。痰壅呕逆，姜汁制末服。沉香（冷痰虚热，同附子煎服。）杉材（肺壅痰滞。） 皂荚（胸中痰结，挪汁熬膏丸服；一切痰气，烧研同莱菔子丸服；钓痰丸，同半夏、白矾丸含。子及木皮，并治风痰。） 白杨皮（浸酒化痰澼。）槐胶（一切风涎。）〔石虫〕矾石（痰涎饮澼。） 赤石脂（饮水成澼，吐水不止，末服一斤良。）

【湿热火郁】 〔草部〕栝楼（降火清金，涤痰结。清痰利膈，同半夏熬膏服；胸痹痰嗽，取子同薤白煎服；饮酒痰澼，胁胀呕吐腹鸣，同神曲末服。） 贝母（化痰降气，解郁润肺。痰胀，同厚朴丸服。）前胡 柴胡 黄芩 桔梗 知母 白前 紫菀 麦门冬 灯笼草 鸭跖草 悬钩子 解毒子 辟虺雷 草犀 泽泻 舵菜 山药 竹笋〔果木〕乌梅 林檎 白柿 盐麸子 甘蔗汁 梨汁 藕汁 茗 皋芦叶 蕤核 枳实 枳壳（胸膈痰澼，停水痞胀，为末服。） 桑白皮（上焦痰气。） 荆沥（烦热痰唾，漾漾欲吐。） 竹沥（去烦热，清痰养血。痰在经络四肢，及皮里膜外，非此不达不行。竹茹 竹叶（痰热呕逆。） 木槿花（风痰壅逆，研末汤服。） 茯苓（膈中痰水，淡渗湿热。） 诃黎勒（降火消痰。叶亦下气消痰。） 天竹黄 〔金石〕铅 铅霜 铅丹 胡粉 铁华粉（并降风热惊痰。） 密陀僧（痰结胸中不散，醋、水煮过，为末，每酒水煎二钱饮。） 灵砂（上盛下虚，痰涎壅逆。） 水银（小儿惊热风涎。） 蓬砂 浮石〔虫鳞〕五倍子（并化顽痰，解热毒。） 百药煎（清金化痰，同细茶、海螵蛸，丸服。） 海螵蛸〔介兽〕海蛤 文蛤 蛤粉 牡蛎（并化湿痰热痰老痰。） 烂砚壳（心胸痰水吞酸，烧服。） 牛黄（化热痰。）阿胶（润肺化痰，利小便。）

【气滞食积】 〔草部〕香附子（散气郁，消饮食痰饮，利胸膈。停痰宿饮，同半夏、白矾、皂角水，丸服。）鸡苏（消谷，除酸水。） 苏叶 〔谷菜〕曲 神曲 麦蘖（并消食积痰饮，下气。） 醋 莱菔及子（消食下痰，有推墙

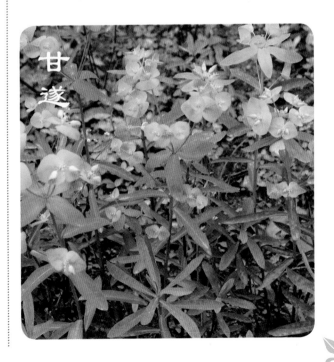

甘遂

倒壁之功。） 仙人杖菜（去冷痰澼。） 蕲菜（消食，豁冷痰。） 桑耳（癖饮积聚。留饮宿食，同巴豆蒸过丸服。）蘑菇 茼蒿（生食降痰。） 杏仁 雄黄 粉霜 轻粉 金星石青礞石 硇沙 绿矾（并消痰涎积癖。） 银朱（痰气结胸，同矾石丸服，有声自散．)石膏（食积痰火，煅研醋糊丸服。）〔介禽〕马刀 牡蛎 魁蛤（痰积。） 蚌粉（痰涎结于胸膈，心腹痛日夜不止，或干呕，以巴豆炒赤，去豆，醋糊丸服。）五灵脂（痰血凝结，同半夏姜汁丸服。）

【宣吐】 人参芦 桔梗芦 藜芦 三白草（汁。）恒山 蜀漆 郁金（同藜芦末。）杜衡 石苋 石胡荽（汁。）离鬲草（汁。） 附子尖 土瓜根 及己 苦参 地松 羊踯躅紫河车 虎耳草 芭蕉油 萝卜子 苦瓠 瓜蒂 苦茗 乌梅 酸榴皮 梨汁 桐油 皂荚 栀子 相思子 松萝 热汤 齑水 盐卤水 石绿 石青 石胆 白青 砒石 密陀僧 矾石 大盐 虾汁。

【荡涤】甘遂（直达水气所结之处。） 芫花（胸中痰水，胁下澼 。） 荛花（肠胃留。） 大戟（湿热水澼。）续随子（痰饮宿滞。）牵牛（痰饮宿脓）。大黄 射干 桃花（宿水痰饮积滞，为末水服，或作饼食，取利。） 接骨木（下水饮。） 巴豆（寒澼宿食，大便闭，酒煮三日夜，煎丸水下；风痰湿病，安掌心取汗。） 芒硝 朴硝。

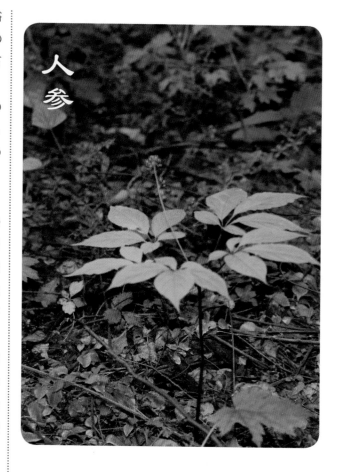

人参

第四卷 百病主治药下

⑨ 痛风

（属风、寒、湿、热、挟痰及血虚、污血）

【风寒风湿】〔草木〕麻黄（风寒、风湿、风热痹痛，发汗。） 羌活（风湿相搏，一身尽痛，非此不除。同松节，煮酒，日饮。） 防风（主周身骨节尽痛，乃治风去湿仙药。） 苍术（散风，除湿，燥痰，解郁，发汗，通治上、中、下湿气。湿气身痛，熬汁作膏，点服。）桔梗（寒热风痹，滞气作痛，在上者，宜加之。） 茜根（治骨节痛，燥湿行血。） 紫葳（除风热、血滞作痛。） 苍耳子（风湿周痹，四肢拘痛，为末煎服。） 牵牛子（除气分湿热，气壅腰脚痛。） 羊踯躅（风湿痹痛走注，同糯米、黑豆，酒、水煎服，取吐利。风痰注痛，同生南星捣饼，蒸四五次收之，临时焙丸，温酒下三丸，静卧避风。） 芫花（风湿痰注作痛。） 草乌头（风湿痰涎，历节走痛不止，入豆腐中煮过，晒研，每服五分，仍外敷痛处。） 乌头 附子（并燥湿痰，为引经药。） 百灵藤（酒。）石南藤（酒。） 青藤（酒。并主风湿骨痛顽痹。）薏苡仁（久风湿痹，筋急不可屈伸。风湿身痛，日晡甚者，同麻黄、杏仁、甘草煎服。） 豆豉松节（去筋骨痛，能燥血中之湿。历节风痛，四肢如脱，浸酒日服。） 桂枝（引诸药横行手臂。同椒、姜浸酒，絮熨阴痹。） 海桐皮（腰膝注痛，血脉顽痹，同诸药浸酒服。） 五加皮（风湿骨节挛痛，浸酒服。） 枸杞根及苗（去皮肤骨节间风。子，补肾。）〔虫兽〕蚕砂（浸酒。） 蝎梢（肝风。） 蚯蚓（脚风宜用。） 穿山甲（风痹疼痛，引经通窍。） 守宫（通经络，入血分。历节风痛，同地龙、草乌头诸药丸服。）白花蛇（骨节风痛。）乌蛇（同上。） 水龟（风湿拘挛，筋骨疼痛，同天花粉、枸杞子、雄黄、麝香、槐花煎服。

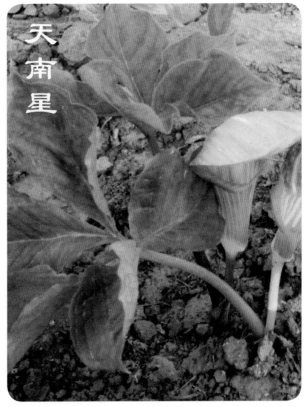

天南星

版，亦入阴虚骨痛方。） 五灵脂（散血活血，止诸痛，引经有效。） 虎骨（筋骨毒风，走注疼痛，胫骨尤良。白虎风痛膝肿，同通草煮服，取汗。同没药末服。风湿痛，同附子末服。头骨，浸酒饮。）

【风痰湿热】〔草部〕半夏 天南星（并治风痰、湿痰、热痰凝滞，历节走注。右臂湿痰作痛，南星、苍术煎服。） 大戟 甘遂（并治湿气化为痰饮，流注胸膈经络，发为上下走注，疼痛麻痹。能泄脏腑、经隧之湿。）大黄（泄脾胃血分之湿热。酥炒煎服，治腰脚风痛，取下冷脓恶物，即止。） 威灵仙（治风湿痰饮，为痛风要药，上下皆宜。

腰膝积年冷病诸痛，为末酒下，或丸服，以微利为效。）黄芩（三焦湿热风热，历节肿痛。）秦艽（除阳明风湿、湿热，养血荣筋。）龙胆草 木通（煎服。）防己 木鳖子（并主湿热肿痛，在下加之。）姜黄（治风痹臂痛，能入手臂，破血中之滞气。）红蓝花（活血滞，止痛，瘦人宜之。）〔菜果〕白芥子（暴风毒肿，痰饮流入四肢、经络，作痛。）桃仁（血滞风痹挛痛。）橘皮（下滞气，化湿痰。风痰麻木，或手木，或十指麻木，皆是湿痰死血。以一斤去白，逆流水五碗，煮烂去滓至一碗，顿服取吐，乃吐痰之圣药也。）槟榔（一切风气，能下行。）〔木石〕枳壳（风痒麻痹，散痰疏滞。）黄柏（除下焦湿热痛肿，下体甚者加之。）茯苓（渗湿热。）竹沥（化热痰。）苏枋木（活血止痛。）滑石（渗湿热。）〔禽兽〕羚羊角（入肝平风，舒筋，止热毒风，历节掣痛效。）羊胫骨（除湿热，止腰脚筋骨痛，浸酒服。）

【补虚】〔草部〕当归 川芎 芍药 地黄 丹参（并养新血，破宿血，止痛。）牛膝（补肝肾，逐恶血，治风寒湿痹，膝痛，不可屈伸，能引诸药下行，痛在下者加之。）石斛（脚膝冷痛痹弱，酒浸酥蒸，服满一镒，永不骨痛。）天麻（诸风湿痹不仁，补肝虚，利腰膝。腰脚痛，同半夏、细辛袋盛，蒸热互熨，汗出则愈。）草薢 狗脊（寒湿膝

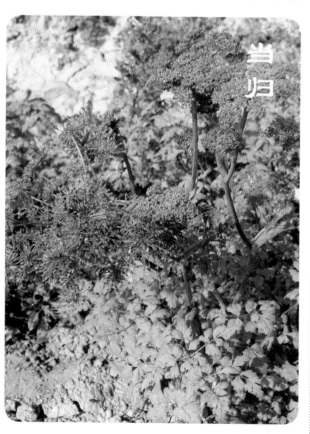

当归

痛腰背强，补肝肾。）土茯苓（治疮毒筋骨痛，去风湿，利关节。）锁阳（润燥养筋。）〔谷木〕罂粟壳（收敛固气，能入肾，治骨痛尤宜。）松脂（历节风酸痛，炼净，和酥煎服。）乳香（补肾活血，定诸经之痛。）没药（逐经络滞血，定痛。历节诸风痛不止，同虎胫骨末，酒服。）

【外治】 白花菜（敷风湿痛。）芥子（走注风毒痛，同醋涂。）蓖麻油（入膏，拔风邪出外。）鹈鹕油（入膏，引药气入内。）羊脂（入膏，引药气入内，拔邪出外。）野驼脂（摩风痛。）牛皮胶（同姜汁化，贴骨节痛。）

9 头痛

（有外感，气虚，血虚，风热，湿热，寒湿，痰厥，肾厥，真痛，偏痛。右属风虚，左属痰热）

【引经】 太阳（麻黄、藁本、羌活、蔓荆。）阳明（白芷、葛根、升麻、石膏。）少阳（柴胡、川芎。）太阴（苍术、半夏。）少阴（细辛。）厥阴（吴茱萸、川芎。）

【湿热痰湿】〔草部〕黄芩（一味，酒浸晒研，茶服，治风湿、湿热、相火，偏、正诸般头痛。）荆芥（散风热，清头目。作枕，去头项风；同石膏末服，去风热头痛。）薄荷（除风热，清头目，蜜丸服。）菊花（头目风热肿痛，同石膏、川芎末服。）蔓荆实（头痛，脑鸣，目泪。太阳头痛，为末浸酒服。）水苏（风热痛，同皂荚、芫花丸服。）半夏（痰厥头痛，非此不除，同苍术用。）栝楼（热病头痛，洗瓤温服。）香附子（气郁头痛，同川芎末，常服；偏头风，同乌头、甘草，丸服。）大黄（热厥头痛，酒炒三次，为末，茶服。）钩藤（平肝风心热。）茺蔚子（血逆，大热头痛。）木通 青黛 大青 白薇皮 茵陈 白蒿 泽兰 沙参 丹参 知母 吴蓝 景天（并主天行头痛。）前胡 旋复花。〔菜果〕竹笋（并主痰热头痛。）东风菜 鹿藿 苦茗（并治风热头痛。清上止痛，同葱白煎服；用巴豆烟熏过服，止气虚头痛。）杨梅（头痛，为末茶服。）橘皮。〔木石〕枳壳（并主痰气头痛。）桦皮（时行头痛，热结在肠。）枸杞（寒热头痛。）竹茹（饮酒人头痛，煎服。）竹叶 竹沥 荆沥（并痰热头痛。）黄柏 栀子 茯苓 白垩土（并湿热头痛。合王瓜为末服，止疼。）石膏（阳明头痛如裂，壮热如火。并风热，同竹叶煎；风寒，同葱、茶煎；风痰，同川芎、甘草煎。）铁粉（头痛鼻塞，同龙脑，水服。）光明盐。〔兽人〕犀角（伤寒头痛寒热，诸毒瓦斯痛。）童尿（寒热头痛

至极者，一盏，入葱、豉煎服，陶隐居盛称之。）

【风寒湿厥】〔草谷菜果〕川芎（风入脑户头痛，行气开郁，必用之药。风热及气虚，为末茶服；偏头风，浸酒服；卒厥，同乌药末服。） 防风（头面风去来。偏正头风，同白芷，蜜丸服。） 天南星（风痰头痛，同荆芥丸服；痰气，同茴香丸服；妇人头风，为末酒服。） 乌头 附子（浸酒服，煮豆食，治头风。同白芷末服，治风毒痛。同川芎或高良姜服，治风寒痛；同葱汁丸，或同钟乳、全蝎丸，治气厥痛；同全蝎、韭根丸，肾厥痛；同釜墨，止痰厥痛。） 天雄（头面风去来痛。） 草乌头（偏正头风，同苍术，葱汁丸服。） 白附子（偏正头风，同牙皂末服；痰厥痛，同半夏、南星丸服。） 地肤子（雷头风肿，同生姜捣酒服，取汗。） 杜衡（风寒头痛初起，末服，发汗。） 蒴藋（煎酒取汁。） 蓖麻子（同川芎烧服，取汗。） 草薢（同虎骨、旋复花研酒服，治洗头风。） 菖蒲（头风泪下。） 杜若（风入脑户，痛肿涕泪。） 胡芦巴（气攻痛，同三棱、干姜末，酒服。） 牛膝（脑中痛。） 当归（煮酒。） 地黄 芍药（并血虚痛。） 葳蕤 天麻 人参 黄芪（并气虚痛。） 苍耳 大豆黄卷（并头风痹。） 胡麻（头面游风。） 百合（头风目眩。） 胡荽 葱白 生姜（并风寒头痛。） 杏仁（时行头痛，解肌。风虚，痛欲破，研汁，入粥食，得大汗即解。） 茱萸（厥阴头痛呕涎，同姜、枣、人参煎服。）蜀椒 枳椇 〔木石虫兽〕柏实（并主头风。） 桂枝（伤风头痛自汗。） 乌药（气厥头痛，及产后头痛，同川芎末，茶服。） 皂荚（时气头痛，烧研，同姜、蜜，水服，取汗。）山茱萸（脑骨痛。）辛夷 伏牛花 空青 曾青（并风眩头痛。） 石硫黄（肾厥头痛、头风，同硝石丸服。同胡粉丸服。同食盐丸服。同乌药丸服。） 蜂子 全蝎 白僵蚕（葱汤服，或入高良姜，或以蒜制为末，治痰厥、肾厥痛。） 白花蛇（脑风头痛，及偏头风，同南星、荆芥诸末服。）鱼鳔（入般头痛，同芎芷末，冲酒热饮，醉醒则愈。） 羊肉（头脑大风，汗出虚劳。） 羊屎（雷头风，研酒服。）

【吐痰】 见风及痰饮。

【外治】 谷精草（为末嗜鼻，调糊贴脑，烧烟熏鼻。） 延胡索（同牙皂、青黛为丸。）瓜蒂 藜芦 细辛 苍耳子 大黄 远志 荜茇 高良姜 牵牛（同砂仁、杨梅末。） 芸苔子 皂荚 白棘针（同丁香、麝香末。） 雄黄（同细辛。） 玄精石 硝石 人中白（同地龙末，羊胆为丸。） 旱莲汁 萝卜汁 大蒜汁 苦瓠汁（并嗜鼻。） 艾叶（揉丸嗅之，

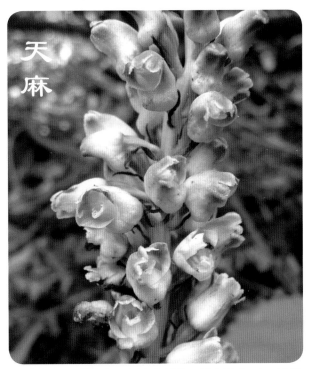

取出黄水。） 蓖麻仁（同枣肉纸卷，插入鼻内。） 半夏烟 木槿子烟 龙脑烟（并熏鼻。） 灯火（淬之。） 荞麦面（作大饼，更互合头，出汗。或作小饼，贴四眼角，灸之。） 黄蜡（和盐作兜鍪，合之即止。） 麝香（同皂荚末，安顶上，炒盐熨之。） 茱萸叶（蒸热枕之，治大寒犯脑痛，亦浴头。） 桐木皮 冬青叶 石南叶 牡荆根 子皮 莽草 葶苈 豉汁 驴头汁（并治头风。） 全蝎（同地龙、土狗、五倍子末。） 柚叶（同葱白。） 山豆根 南星（同川乌。） 乌头 草乌头（同栀子、葱汁。） 乳香（同蓖麻仁。） 决明子（并贴太阳穴。露水八月朔旦取，磨墨点太阳，止头疼。） 桂木（阴雨即发痛，酒调，涂顶额。） 井底泥（同硝、黄敷。） 朴硝（热痛，涂顶上。） 诃子（同芒硝，醋摩之。） 牛蒡根（同酒煎膏摩之。） 绿豆（作枕去头风。）决明、菊花（皆良。） 麦面（头皮虚肿，薄如裹水，口嚼敷之，良。） 栀子（蜜和敷舌上，追涎去风甚妙。）

♀ 眩晕

（眩是目黑，晕是头旋，皆是气虚挟痰，挟火，挟风，或挟血虚，或兼外感四气）

【风虚】〔草菜〕天麻（目黑头旋，风虚内作，非此不能除，为治风神药，名定风草。首风旋运，消痰定风，同川芎，蜜丸服。） 术（头忽眩晕，瘦削食土，同曲丸服。） 荆芥（头旋目眩。产后血晕欲死，童尿调服。） 白芷（头

风、血风眩晕，蜜丸服。） 苍耳子（诸风头晕，蜜丸服；女人血风头旋，闷绝不省，为末酒服，能通顶门。） 菊苗（男女头风眩晕，发落有瘀，发则昏倒，四月收，阴干为末，每酒服二钱。秋月收花浸酒，或酿酒服。） 葫芦根（头风旋晕，同独活、石膏煎酒服；产后血晕，煎服。） 贝母（洗洗恶风寒，目眩项直。）杜若（风入脑户，眩倒，目瞑瞑。） 钩藤（平肝风心火，头旋目眩。） 排风子（目赤头旋，同甘草、菊花末。） 当归（失血眩晕，川芎煎服。）川芎（首风旋晕。） 红药子（产后血晕。）附子 乌头 薄荷 细辛 木香 紫苏 水苏 白蒿 飞廉 卷柏 藁芜 羌活 藁本 地黄 人参 黄芪 升麻 柴胡 山药（并治风虚眩晕。）生姜 〔木虫鳞兽〕松花（头旋脑肿，浸酒饮。）槐实（风眩欲倒，吐涎如醉，漾漾如舟车上。）辛夷（眩冒，身兀兀如在车船上。） 蔓荆实（脑鸣昏闷。） 伏牛花 丁香 茯神 茯苓 山茱萸 地骨皮 全蝎 白花蛇 乌蛇（并头风眩晕。） 鹿茸（眩晕，或见一为二。半两煎酒，入麝服。）驴头（中风头眩，身颤，心肺浮热，同豉煮食。） 兔头骨及肝 羚羊角 羊头蹄及头骨 羊肉 牛胃猪脑 猪血 熊脑（主风眩瘦弱。）

【痰热】〔草菜〕天南星（风痰眩晕吐逆，同半夏、天麻、白面煮丸。） 半夏（痰厥昏晕，同甘草、防风煎服；风痰眩晕，研末水沉粉，入朱砂丸服；金花丸：同南星、寒水石、天麻、雄黄、白面，煮丸服。） 白附子（风痰，同石膏、朱砂、龙脑丸服。） 大黄（湿热眩晕，炒末茶服。） 旋复花 天花粉 前胡 桔梗 黄芩 黄连 泽泻 白芥子（热痰烦运，同黑芥子、大戟、甘遂、芒硝、朱砂丸服。）〔果木〕橘皮 荆沥 竹沥（头风旋晕目眩，心头漾漾欲吐。）枳壳 黄柏 栀子。〔金石〕石胆（女人头晕，天地转动，名说心眩，非血风也。以胡饼剂和，切小块焙干，每服一块，竹茹汤下。） 云母（中风寒热，如在舟船上。同恒山服，吐痰饮。） 石膏（风热。） 铅、汞（结砂。） 硫黄 硝石（并除上盛下虚，痰涎眩晕。） 朱砂 雄黄。〔虫禽〕白僵蚕（并风痰。） 鹘嘲（头风目眩，炙食一枚。）鹰头（头目虚晕，同川芎末服。） 鸱头（头风眩运。同茴茹），白术丸服。）

【外治】甘蕉油（吐痰。）瓜蒂（吐痰。痰门吐法鼻）

眼目

（有赤目传变，内障昏盲，外障翳膜，物伤眯目）

【赤肿】〔草部〕黄连（消目赤肿，泻肝胆心火，不可久服。赤目痛痒，出泪羞明，浸鸡子白点；蒸人乳点；同冬青煎点；同干姜、杏仁煎点；水调贴足心。烂弦风赤，同人乳、槐花、轻粉蒸熨；风热盲翳，羊肝丸服。） 胡黄连（浸人乳，点赤目。小儿，涂足心。） 黄芩（消肿赤瘀血。） 芍药（目赤涩痛，补肝明目。） 桔梗（赤目肿痛。肝风盛，黑睛痛，同牵牛丸服。） 白牵牛（风热赤目，同葱白，煮丸。） 龙胆（赤肿瘀肉高起，痛不可忍，除肝胆邪热，去目中黄，佐柴胡葳蕤目痒泪。一切目疾，同雄黄丸服。） 薄荷（去风热。烂弦，以姜汁，浸研，泡汤洗。） 荆芥（头目一切风热疾，为末，酒服。） 蓝叶（赤目热痛，同车前、淡竹叶煎洗。） 山茵陈（赤肿，同车前子，末服。） 王瓜子（赤目痛涩，同槐花、芍药丸服。） 香附子（肝虚睛痛羞明，同夏枯草末、沙糖水服；头风睛痛，同川芎末，茶服。） 防己（目睛暴痛，酒洗三次，末服。）夏枯草挑针。） 地黄（血热，睡起目赤，煮粥食；暴赤痛，小儿蓐内目赤，并贴之。） 地肤子（风热赤目，同地黄作饼，晒研服。） 苦参 细辛（并明目，益肝胆，止风眼下泪。） 黄芪 连翘（又洗烂弦。）大黄（并主热毒赤目。） 赤芍药 白芨 防风 羌活 白薜皮 柴胡 泽兰 麻黄（并主风热，赤目肿痛。） 野狐丝草汁 积雪草汁 瞿麦汁 车前草汁（并点赤目。叶亦贴之。） 千里及汁（点烂弦风眼。） 覆盆草汁（滴风烂眼，去虫。）五味子（同蔓荆子煎，洗烂弦。） 艾叶（同黄连煎水，

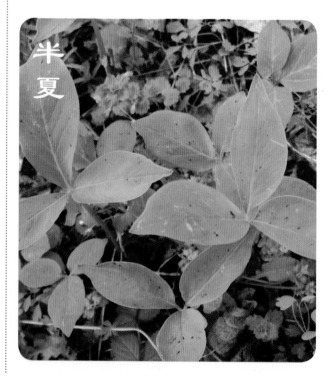

半夏

洗赤目。） 附子（暴赤肿痛，纳粟许入目。） 高良姜（吹鼻退赤。） 狗尾草（戛赤目，去恶血。） 石斛（同川川芎鼻，起倒睫。） 木鳖子（塞鼻，起倒睫。）〔谷菜〕粟泔淀（同地黄，贴熨赤目。） 豆腐（热贴。） 黑豆（袋盛泡热，互熨数十次。） 烧酒（洗火眼。） 生姜（目暴赤肿，取汁点之。） 干姜（目睛久赤，及冷泪作痒，泡汤洗之；取粉点之，尤妙。末，贴足心。） 东风菜（肝菜赤目，入腻粉、黄连末。）甘蔗汁（合黄连煎，点暴赤肿。） 杏仁（同古钱埋之，化水，点目中赤脉；同腻粉，点小儿血眼；油烧烟，点胎赤眼。） 酸榴皮（点目泪。）盐麸子。〔木部〕海桐皮 山矾叶（同姜浸热水。） 黄栌（并洗风赤眼。） 桐油（烙风眼。） 秦皮（洗赤目肿，暴肿，同黄连、苦竹叶煎服。） 黄柏（目热赤痛，泻阴火。时行赤目，浸水蒸洗；婴儿赤目，浸人乳点。） 栀子（目赤热痛，明目。） 枸杞根皮（洗天行赤目。） 楮枝灰（泡汤，洗赤。胎赤，以枝磨铜器汁，涂之。） 冬青叶（同黄连熬膏，点诸赤眼。子汁，亦可同朴硝点之。）木芙蓉叶（水和，贴太阳，止赤目痛。） 丁香（百病在目，同黄连煎乳，点之。） 蕤核仁（和胡粉、龙脑，点烂赤眼。） 郁李仁（和龙脑，点赤目。） 淡竹沥（点赤目。） 荆沥（点赤目。）诃黎勒（磨蜜，点风眼。） 桑叶（赤目涩疼，为末，纸卷烧烟，熏鼻中。） 白棘钩（点倒睫。）青布（目痛碜涩，及病后目赤有翳，炙热，卧时熨之。）〔水土〕热汤（沃赤目。） 白垩（赤烂眼、倒睫，同铜青泡汤洗。） 古砖（浸厕中，取出，生霜，点赤目。）〔金石〕金环 铜匙

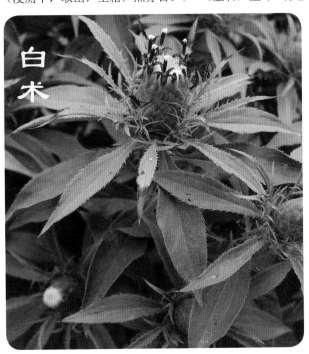

白术

（并烙风赤、风热眼。） 玛瑙（熨赤烂。） 水精 玻璃（熨热肿。） 琉璃（水浸，目赤。） 盐药（点风赤烂眼。）炉甘石（火煅，童尿淬研，点风湿烂眼。同朴硝泡，洗风眼。）芒硝（洗风赤眼。） 白矾（同铜青洗风赤眼；甘草水调，贴目胞，去赤肿。） 青矾（洗赤烂眼，及倒睫，及暴赤眼。）石胆（洗风赤眼，止疼。） 绿盐（同蜜，点胎赤眼。）光明盐 牙硝 硝石（点赤目疼。）卤碱（同青梅、古钱浸汤，点风热赤目。纸包风处，日取，点一切目疾；同锻石、醋，敷倒睫。） 古钱（磨姜汁，点赤目肿痛；磨蜜，艾烟熏过，点赤目生疮。） 铜青（和水涂碗中，艾烟熏干，贴烂眼泪出。） 无名异（点灯，熏倒睫毛。） 石燕（磨水，点倒睫。） 铅丹（同乌贼骨末，蜜调，点赤目；贴太阳，止肿痛。） 土朱（同锻石，贴赤目肿闭。） 玄精石（目生赤脉，同甘草末服；目赤涩痛，同黄柏点之。） 井泉石（风毒赤目，同谷精草、井中苔、豆豉末服；眼睑赤肿，同大黄、栀子服。） 石膏 〔虫部〕五倍子（主风赤烂眼，研敷之；或烧过，入黄丹；同白垩土、铜青泡洗；蔓荆子同煎洗；其中虫，同炉甘石点之。） 泥中蛆（洗晒研，贴赤目。） 蝇（倒睫，嗜鼻。） 人虱（倒睫拔毛，取血点之。）〔介鳞〕穿山甲（倒睫，羊肾脂炙，嗜鼻；火眼，烧烟熏之。） 守宫粪（涂赤烂眼）。田蠃（入盐化汁，点肝热目赤；入黄连、真珠，止目痛；入铜绿，点烂眼。） 海蠃（同。） 蚌（赤目、目暗，入黄连，取汁点。） 海螵蛸（同铜绿泡汤，洗妇人血风眼。）鲤鱼胆 青鱼胆。〔禽兽〕乌鸡胆 鸭胆 鸡子白（并点赤目。） 冠血（点目泪不止。）驴乳（浸黄连，点风热赤目。） 驴尿（同盐，点弩肉。）猪胆 犬胆 羊胆（蜜蒸九次。） 熊胆（并点赤目。） 猯胆。〔人部〕小儿脐带血（并点豆风眼。） 人乳汁（点赤目多泪；和雀粪，点弩肉。） 人尿（洗赤目。）耳塞（点一切目疾。） 头垢（点赤目。）

【昏盲】〔草部〕人参（益气明目。酒毒目盲，苏木汤调末服；小儿惊后，瞳仁不正，同阿胶煎服。）黄精（补肝明目，同蔓荆子九蒸九晒为末，日服之。） 苍术（补肝明目，同熟地黄，丸服；同茯苓，丸服；青盲雀目，同猪肝或羊肝，粟米汤煮食；目昏涩，同木贼末服；小儿目涩不开，同猪胆煮丸服。） 玄参（补肾明目。赤脉贯瞳，猪肝蘸末服。） 当归（内虚目暗，同附子丸服。） 青蒿子（目涩，为末日服，久则目明。） 耳子（为末，入粥食，明目。） 地黄（补阴，主目 无所见。补肾明目，同椒红丸服。） 麦门冬（明目轻身，同地黄、车前丸服。） 决

明子（除肝胆风热，淫肤赤白膜，青盲。益肾明目，每旦吞一匙，百日后夜见物光；补肝明目，同蔓荆，酒煮为末，日服；积年失明，青盲雀目，为末，米饮服；或加地肤子，丸服。） 地肤子（补虚明目，同地黄末服。叶，洗雀目，去热暗涩疼；汁，点物伤睛陷。） 车前子（明目，去肝中风热毒冲眼，赤痛障翳，脑痛泪出。风热目暗，同黄连末服；目昏障翳，补肝肾，同地黄、菟丝子丸服，名驻景丸。） 蒺藜（三十年失明，为末日服。） 菟丝子（补肝明目，浸酒丸服。） 营实（目热暗，同枸杞子、地肤子，丸服。） 千里及（退热明目，同甘草煮服。） 地衣草（治雀目，末服。） 葳蕤（眼见黑花，昏暗痛赤，每日煎服。）淫羊藿（病后青盲，同淡豉煎服；小儿雀目，同蚕蛾、甘草、射干末，入羊肝内，煮食。） 天麻 川芎 萆薢（并补肝明目。） 白术（目泪出。） 菊花（风热，目疼欲脱，泪出，养目去盲，作枕明目。叶同。） 五味子（补肾明目，收瞳子散。） 覆盆子（补肝明目。）茺蔚子（益精明目。瞳子散大者勿用。） 木鳖子（疳后目盲，同胡黄连丸服。）龙脑薄荷（暑月目昏，取汁点之。）箬叶灰（淋汁，洗一切目疾。） 柴胡（目暗，同决明子末，人乳和，敷目上，久久目视五色。） 荠 地榆 蓍实 艾实 牛蒡子 蓼子 款冬花 瞿麦 通草 柴胡 细辛 鳢肠 酸浆子 萱草 槌胡根 茺草根 〔谷菜〕赤小豆 腐婢 白扁豆（并明目。）大豆（肝虚目暗，牛胆盛之，夜吞三七粒。） 苦荞皮（同黑豆、绿豆皮、决明子、菊花作枕，至老目明。） 葱白（归目益睛，除肝中邪气。） 葱实（煮粥食，明目。）蔓荆子（明目益气，使人洞视，水煮三遍，去苦味，晒干为末，水服。一用醋煮，或醋蒸三遍，末服，治青盲，十得九愈。或加决明子，酒煮。或加黄精，九蒸九晒。花，为末服，治虚劳目暗。） 芥子（雀目，炒末，羊肝煮食；挪入目中，去翳。） 白芥子（涂足心，引热归下，痘疹不入目。） 荠菜 薪蓂 苋实 苦苣 莴苣 翘摇 冬瓜仁 木耳。〔果部〕梅核仁 胡桃（并明目。） 石蜜（明目，去目中热膜，同巨胜子丸服。） 枣皮灰（同桑皮灰，煎汤洗，明目。） 椒目（眼生黑花，年久者，同苍术丸服。） 蜀椒 秦椒 〔木部〕桂 辛夷 枳实山茱萸（并明目。） 沉香（肾虚目黑，同蜀椒丸服。） 桐花（眼见禽虫飞走，同酸枣、羌活、玄明粉煎服。） 槐子（久服除热、明目、除泪，煮饮，或入牛胆中，风干吞之；或同黄连末，丸服。）五加皮（明目。浸酒，治目僻目旦含洗。） 牡荆茎（青盲，同乌鸡丸服。）黄柏（目暗，每旦含洗，终身无目疾。）

松脂（肝虚目泪，酿酒饮。）椿荚灰（逐月洗头，明目。）穗子皮（洗头，明目。） 桑叶及柴灰 柘木灰（并逐月按日煎水，洗目，明目，治青盲。） 蔓荆子（明目除昏，止睛痛。） 蕤核（同龙脑，点一切风热昏暗黑花。） 梓白皮（主目中疾。） 石南（小儿受惊，瞳仁不正，视东则见西，名通睛。同瓜丁、藜芦吹鼻。） 秦皮 逐折 栾荆 木槿皮 桑寄生（洗。） 苦竹叶及沥 天竹黄 芦荟 密蒙花 〔金石〕银屑 银膏 赤铜屑 玉屑 铁精 铅灰（揩牙蜜丸。） 钟乳石 赤石脂 青石脂 长石 理石（并明目。）石膏（去风热。雀目夜昏，同猪肝煮食；风寒入脑系，败血凝滞，作眼寒，同川芎、甘草末服。） 丹砂（目昏内障，神水散大，同磁石、神曲丸服。） 芒硝（逐月按日洗眼，明目。） 黄土（目卒无所见，浸水洗之。）食盐（洗眼，明目止泪。） 戎盐 磁石 石青 白青 石硫青。〔水部〕腊雪 明水 甘露 菖蒲及柏叶上露。〔虫介鳞部〕萤火（并明目。） 蜂蜜（目肤赤胀。肝虚雀目，同蛤粉、猪肝煮食。） 蚌粉（雀目夜盲，同猪肝、米泔煮食，与夜明砂同功。） 蛤粉（雀目，炒研，油蜡和丸，同猪肝煮食。）玳瑁（迎风目泪，肝肾虚热也，同羚羊角、石燕子末服。） 真珠（合鲤鱼胆、白蜜，点肝虚雀目。） 鲫鱼（热病目暗，作食；弩肉，贴之。） 鲤鱼脑（和胆，点青盲。）

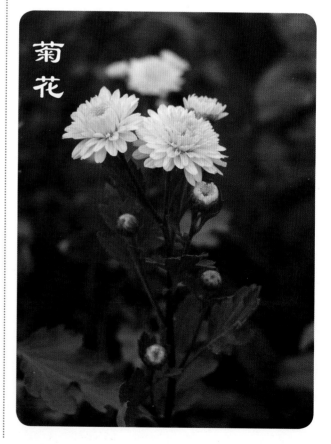

菊花

青鱼睛汁〔禽兽〕乌目汁（并注目，能夜见物。）鸐鸻
睛汁 鹰睛汁（并主目，能见碧霄之物。）鹤脑（和天雄、
葱实服，能夜书字。）雀头血（点雀目。）伏翼（主目
痒疼，夜视有精光。血及胆滴目中，夜见物。）雄鸡胆（目
为物伤，同羊胆、鲤鱼胆点。）乌鸡肝（风热目暗，作羹
食。）鸠（补肾，益气，明目。）猪肝（补肾明目。雀
目，同海螵蛸、黄蜡煮食。同石决明、苍术末，煮食。）
青羊肝（补肝风虚热，目暗赤痛，及热病后失明，作生食，
并水浸贴之；青盲，同黄连、地黄丸服；小儿雀目，同白
牵牛末，煮食；又同谷精草，煮食；赤目失明，同决明子、
蓼子末服；风热昏暗生翳，生捣末，黄连丸服；不能远视，
同葱子末，煮粥食；目病晄晄，煮热熏之。）牛肝（补
肝明目。）兔肝（风热上攻，目暗不见物，煮粥食。）
牛胆（明目，酿槐子吞，酿黑豆吞，和柏叶、夜明砂，丸服。）
鼠胆（点青盲雀目。目，和鱼膏点，明目。屎，明目。）
白犬乳（点十年青盲。）醍醐（敷脑，明目。）牛涎（点
损目、破目。）鹿茸（补虚明目。）羊角（并明目。）
羚羊角（并明目。）〔人部〕天灵盖（治青盲。）

【翳膜】〔草部〕白菊花（病后生翳，同蝉花末服；
癍豆生翳，同绿豆皮、谷精草末，煮干柿食。）谷精草（去翳，
同防风末服；痘后翳，同猪肝丸服。）天花粉（痘后生
障，同蛇蜕、羊肝煮食。）羊肝 覆盆子根（粉，点痘后
翳。）白药子（疳眼生翳，同甘草、猪肝煮食。）黄芩
（肝热生翳，同淡豉末，猪肝煮食。）水萍（癍疮入目，
以羊肝煮汁，调末服，十服见效。）番木鳖（癍疮入目，
同脑、麝吹耳。）马勃（癍疮入目，同蛇皮、鱼子煅研
服。）贝母（研末点翳；同胡椒末，止泪。同真丹点弩肉，
或同丁香。）麻黄根（内外障翳，同当归、麝香，嗜鼻。）
鳢肠（同蓝叶浸油，摩顶，生发去翳。）牛膝叶（汁，
点目生珠管。）青葙子（肝热赤障，翳肿青盲。）败酱（赤
目翳障弩肉。）白豆蔻（白睛翳膜，利肺气。）木贼（退翳。）
苘根（同诸药点翳。）鹅不食草（嗜鼻，塞耳，贴目，
为去翳神药。）景天花汁 仙人草汁 〔菜谷〕苦瓠汁（并
点翳。）小壶卢（吸翳。）荠根（明目去翳，卧时纳入
眦内，久久自落。荠实，主目痛青盲去翳，久服视物鲜明。）
蒺藜子（目痛泪出，益精光，去弩肉，为末，卧时点之。）
苋实（青盲目翳黑花，肝家客热。）马齿苋（目中息肉
淫肤，青盲白翳，取子为末，蒸熨。）兰香子（安目中
磨翳，亦煎服。）黑豆皮（痘后翳。）绿豆皮（痘后翳，
同谷精、白菊花末、柿饼，粟米泔煮食，极效。）〔果木〕

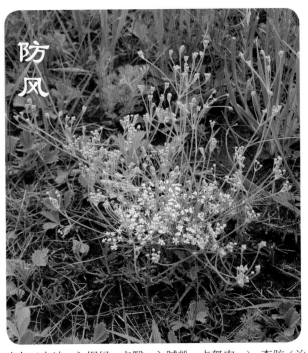

杏仁（去油，入铜绿，点翳；入腻粉，点弩肉。）李胶（治
翳，消肿定痛。）藤汁（点热翳，去白障。）龙脑香（明
目，去肤翳，内外障，日点数次，或加蓬砂，并鼻。）
密蒙花（青盲肤翳，赤涩眵多，目中赤脉，及疳气攻眼，
润肝燥。同黄柏丸服，去障翳。）楮实（肝热生翳，研
末日服；同荆芥丸服，治目昏；叶末及白皮灰，入麝，点
一切翳。）楸叶（煨，取汁熬，点小儿翳。）枸杞汁（点
风障，赤膜昏疼。榨油点灯，明目。）蕤核（心腹邪热，
目赤肿疼，泪出烂。同黄连，点风眼翳膜；同蓬砂，或
同青盐、猪胰，点膜翳。）没药（目翳晕疼肤赤，肝血不
足。）乳香 琥珀（磨翳。）〔水土〕井华水（洗肤翳。
浸目睛突出。）白瓷器（煅研。）东壁土 〔金石〕锡
吝脂 珊瑚 玛瑙 宝石 玻璃 菩萨石（并点翳。）古文钱
（磨汁，点盲去翳，及目卒不见。）丹砂（擦翳，点息肉；
同贝母，点珠管。）轻粉（点翳。）同黄丹（吹鼻，去
痘后翳。）粉霜（痘疹入目生翳，同朱砂水调，倾耳中。）
炉甘石（明目去翳，退赤收湿，煅赤，童尿淬七次，入龙
脑，点一切目疾。或黄连水煮过，亦良。同蓬砂、海螵蛸、
朱砂，点目翳昏暗烂赤。）空青（浆，点青盲内障翳膜。
瞳仁破者，得再见物。一切目疾，同黄连、槐芽、片脑吹
鼻；肤翳，同蕤仁点；黑翳，同矾石、贝子点。）曾青（一
切风热目病，同白姜、蔓荆子、防风末，鼻；癍疮入目，
同丹砂、蚵蟖点。）密陀僧（浮翳多泪。）花乳石（多
年翳障，同川芎、防风诸药点之。）井泉石（小儿热疳，
雀目青盲生翳，同石决明服。）玄精石（赤目失明障翳，

029

同石决明、蕤仁、黄连、羊肝丸服。） 越砥（磨汁点翳，去盲止痛。） 铅丹（一切目疾，同蜜熬点；同乌贼骨，点赤目生翳；同白矾，点翳；同鲤鱼胆，点目生珠管；同轻粉吹耳，去痘疹生翳。） 石燕（磨，点障翳，拳毛倒睫。）石蟹（磨，点青盲，淫肤丁翳。） 矾石（点翳膜弩肉。）砒砂（去膜翳弩肉，或入杏仁。） 蓬砂（点目翳弩肉瘀突，同片脑用。） 绿盐（点翳，去赤止痛。） 芒硝（点障翳，赤肿涩痛。或入黄丹、脑、麝。）硝石（同黄丹、片脑点翳。） 浮石 〔虫鳞介部〕蚕蜕（并去障翳。） 蝉蜕（目昏障翳，煎水服；产后翳，为末，羊肝汤服。） 芫青（去顽翳，同樗鸡、斑蝥、蓬砂、蕤仁点。）樗鸡 蛴螬汁（滴青翳白膜。） 蛇蜕（卒生翳膜，和面炙研汤服；痘后翳，同天花粉、羊肝煮食。） 蚺蛇胆（点翳。） 乌蛇胆（风毒瓦斯眼生翳。） 鲤鱼胆 青鱼胆（并点翳障。或加黄连、海螵蛸。或加鲤鱼牛、羊、熊胆、麝香，合决明丸服。）海螵蛸（点一切浮翳及热泪。伤寒热毒攻目生翳，入片脑；赤翳攀睛贯瞳人，加辰砂，黄蜡丸，纳之；小儿疳眼流泪，加牡蛎、猪肝煮食。） 鳗鲡血鳝血（并点痘疹入目生翳。）鲛鱼皮（去翳，功同木贼。） 鱼子（入翳障弩肉药。）石决明（明目磨翳。同甘草、菊花煎服，治羞明；海蚌、木贼水煎服，治肝虚生翳；同谷精草末，猪肝蘸食，治痘后翳。） 真珠（点目去翳。合左缠根，治麸豆入目；地榆煮过，醋浸研末，点顽翳。） 紫贝（生研，同猪肝煮食，治痘疹生翳。） 白贝（烧研，点目花翳痛。） 珂（点

翳，或入片脑、枯矾。） 螺蛳（常食，去痘后翳。） 牡蛎〔禽兽〕抱出鸡卵壳（点翳障，及瘢疹入目。） 雀（入内外障翳丸药。）雀屎（点弩肉，赤脉贯瞳子者即消，又去目热赤白膜。） 五灵脂（治血贯瞳人。同海螵蛸末，猪肝蘸食，治浮翳。） 夜明砂（目盲障翳，入猪肝煮食。）胡燕屎 猪脂（并点翳。） 猪胆皮灰（点翳，不过三五度。）猪血（点痘入目。） 猪胰（同蕤仁点翳。） 猪鼻灰（目中风翳，水服。） 猪悬蹄（炒，同蝉蜕、羚羊角末服，治斑豆生翳；烧灰，浸汤洗。） 羊胆（点青盲、赤障、白翳、风疾、病后失明。） 熊胆（明目除翳，清心平肝。水化点。） 象胆（功同熊胆。睛，和人乳滴之。）獭胆（目翳黑花，飞蝇上下，视物不明，入点药。） 兔屎（去浮翳、痘后翳，日干，茶服一钱，或加槟榔末。） 羚羊角 犀角（清肝明目。） 麝香 虎骨 〔人部〕人唾津（并退翳。）爪甲（刮末点翳，及痘后生翳，或加朱砂；目生珠管，烧灰，同贝子灰、龙齿末调。） 胞衣（烧，点赤目生翳。）

【诸物眯目】 地肤汁 猪脂 牛酥 鲍鱼头（煮汁。）鸡肝血（并点诸物入目。） 蚕砂（诸物入目，水吞十枚。）乌鸡胆（点尘沙眯目。） 食盐（尘物入目，洗之。） 羊筋 鹿筋 新桑白皮（尘物入目，嚼纳黏之。） 荷根汁 粟米（嚼汁。） 豉（浸水。） 大麦（煮汁。并洗麦稻芒屑入目。） 白菘汁 蔓荆汁 马齿苋灰 藕汁 柘浆 鸡巢草灰（淋汁。） 人爪甲（并点飞丝入目。） 菖蒲（塞鼻，去飞丝入目。）瞿麦（眯目生翳，其物不出，同干姜末日服。）

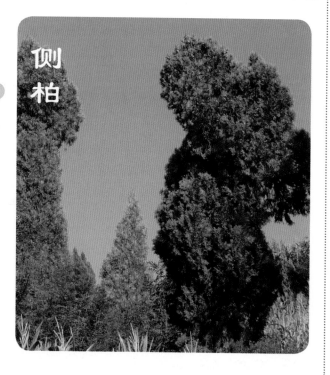

侧柏

耳

（耳鸣、耳聋，有肾虚，有气虚，有郁火，有风热。耳痛是风热。聤耳是湿热）

【补虚】〔草谷〕熟地黄 当归 肉苁蓉 菟丝子 枸杞子（肾虚耳聋，诸补阳药皆可通用。） 黄芪 白术 人参（气虚耳鸣，诸补中药皆可通用。） 骨碎补（耳鸣，为末，猪肾煨食。） 百合（为末，日服。） 社日酒 〔果木〕干柿（同粳米、豆豉煮粥，日食，治聋。）柘白皮（酿酒，主风虚耳聋。） 牡荆子（浸酒，治聋。） 茯苓（卒聋，黄蜡和嚼。） 山茱萸 黄柏 〔石禽兽部〕磁石（养肾气，治聋。老人取汁，作猪肾羹食。） 鸡子（作酒，止耳鸣。和蜡炒食，治聋。） 猪肾（煮粥，治聋。） 羊肾（补肾治聋。脊骨，同磁石、白术诸药，煎服。） 鹿肾 鹿茸角（并补虚治聋。）

【解郁】〔草部〕柴胡（去少阳郁火，耳鸣、耳聋。）连翘（耳鸣，除少阳三焦火。） 香附（卒聋，炒研，莱菔子汤下。） 牵牛（疝气耳聋，入猪肾煨食。）栝楼根（煮汁，酿酒服，治聋。） 黄芩 黄连 龙胆 芦荟 抚芎 芍药 木通 半夏 石菖蒲 薄荷 防风（风热郁火耳鸣，诸流气，解郁消风降火药，皆可用也。）〔金石〕生铁（热甚耳聋，烧赤淬酒饮，仍以磁石塞耳。） 空青 白青〔虫禽〕（并治聋。）

【外治】〔草木〕木香（浸麻油煎，滴聋，日四五次。） 预知子（卒聋，入石榴，酿酒滴。）凌霄叶（汁滴。）地黄 骨碎补（并煨，塞聋。）菖蒲（同巴豆塞。）附子（卒聋，醋浸插耳；烧灰，同石菖蒲塞耳，止鸣。） 草乌头（塞鸣痒聋。） 甘遂（插耳，口含甘草。） 蓖麻子（同大枣作挺插。） 土瓜根（塞耳，炙聋。） 经霜青箬叶（入椒烧吹。） 栝楼根（猪脂煎，塞耳鸣。） 鸡苏（生按。）巴豆（蜡和。） 细辛 野狼毒 龙脑 槐胶 松脂（同巴豆。并塞耳聋。） 椒目（肾虚耳鸣，如风水钟磬者，同巴豆、菖蒲、松脂塞之，一日一易，神效。） 杏仁（蒸油滴。）石榴（入醋煨熟，入黑李子、仙枣子，滴卒聋。）生麻油（日滴，取耵聍。） 烧酒（耳中有核，痛不可动。滴入半时，即可箝。） 〔石虫〕磁石（入少麝香，淘，鹅油和塞。同穿山甲塞耳，口含生铁。） 硝石 芫青（同巴豆、蓖麻。）斑蝥（同巴豆。） 真珠（并塞。） 地龙水 〔鳞介〕龟尿 蟹膏 吊脂 苟印膏（并滴聋。） 蚺蛇膏 花蛇膏 蝮蛇膏（并塞聋。） 海螵蛸（同麝香吹。） 穿山甲（同蝎尾、麝香和蜡，塞鸣聋。） 鲤鱼胆、脑 鲫鱼胆、脑 乌贼 乌鸡肪 鹈鹕油 膏 鼠胆 脂 驴脂 猫尿 人尿（并滴聋。）雀脑 兔脑 熊脑鼠脑（并塞聋。） 蚯蚓（同青盐、鼠脂塞。）

【耳痛】〔草木〕连翘 柴胡 黄芩 龙胆 鼠黏子 商陆（塞。） 楝实 牛蒡根（熬汁。） 蓖麻子（并涂。）木鳖子（耳卒热肿，同小豆、大黄，油调涂。） 木香（以葱黄染鹅脂，蘸末内入。） 菖蒲（作末炒罨，甚效。）郁金（浸水，滴。） 茱萸（同大黄、乌头末，贴足心，引热下行，止耳鸣耳痛。） 〔水石〕矾石（化水。） 芒硝（水。） 磨刀水（并滴。） 蚯蚓屎（涂。） 炒盐（枕。）〔虫兽〕蛇蜕（耳忽大痛，如虫在内走，或流血水，或干痛，烧灰吹入，痛立止。） 桑螵蛸（灰掺。） 鳝血（滴。）穿山甲（同土狗吹。） 鸠屎（末，吹。）

【聤耳】〔草木〕白附子（同羌活、猪羊肾煨食。）附子 红蓝花（同矾末。） 青黛（同香附、黄柏末。）

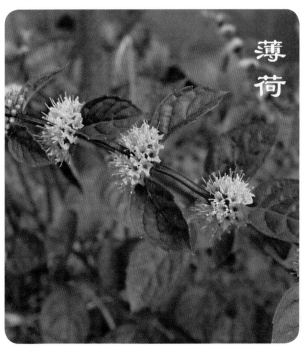

薄荷

败酱 野狼牙 蒲黄 桃仁（炒。） 杏仁炒。橘皮灰（入麝。）青皮灰 楠材灰 槟榔 故绵（灰。） 麻秸（灰。） 苦瓠（灰。）车脂（并吹耳。） 胡桃（同狗胆研塞。） 柳根（捣封。）薄荷（汁。） 青蒿（汁。） 茺蔚（汁。） 燕脂（汁。）虎耳草（汁。） 麻子（汁。） 韭（汁。） 柑叶汁（并滴耳。） 〔土石〕伏龙肝 蚯蚓泥 黄矾 白矾（同黄丹。）雄黄（同雌黄、硫黄。） 炉甘石（同矾、麝香。） 浮石（同没药、麝香。） 密陀僧 轻粉（并吹耳。） 硫黄（和蜡作挺塞。） 〔虫兽〕五倍子 桑螵蛸 蝉蜕灰 蜘蛛 全蝎 龙骨 穿山甲 海螵蛸 鸠屎（并同麝香，吹耳。） 羊屎（同燕脂末吹。） 鲤鱼肠、脑 鳗鲡 鱼骨 鱼酢 鼠肝（并塞聤耳引虫。） 石首鱼枕 夜明砂（并掺入耳。） 犬胆（同矾塞。） 发灰（同杏仁塞。） 人牙灰（吹五般聤耳。）

【虫物入耳】 半夏（同麻油。） 百部（浸油。）苍耳汁 葱汁 韭汁 桃叶汁 姜汁 酱汁 蜀椒 石胆 水银 古钱（煎猪脂。） 人乳汁 人尿 猫尿 鸡冠血（并滴耳。）鳝头灰（塞。） 石斛（插耳烧熏。） 铁刀声（并主百虫入耳。） 胡麻油（煎饼枕之。） 车脂（涂。）绿矾 硇砂（同石胆。） 龙脑（并吹耳。） 羊乳 牛乳 牛酪 驴乳 猫尿（并滴蚰蜓入耳。）鸡肝（枕。） 猪肪（枕之。并主蜈蚣、虫、蚁入耳。） 穿山甲灰（吹。） 杏仁油（滴，并主蚁入耳。） 灯心（浸油，钓小虫、蚁入耳。） 鳝血（同皂角子虫，滴蝇入耳。） 菖蒲（塞蚤、虱入耳。） 稻秆灰（煎汁，滴虱入耳。） 皂矾（蛆入耳，吹之。） 田泥（马蟥入耳，枕之。）生金（水银入耳，枕之引出。）薄荷汁（水入耳中，滴之。）

⑨ 面

（面肿是风热；面紫赤，是血热。疱是风热，即谷嘴；皶是血热，即酒皶；黯黯是风邪客于皮肤，痰饮渍于腑脏，即雀卵斑，女人名粉滓斑）

【风热】白芷香 白附子 薄荷叶 荆芥穗 零陵香 黄芩 藁本香 升麻 羌活 葛根 麻黄 海藻 防风 远志 白术 苍术（并主阳明风热。）菟丝子（浸酒服。）葱根（主发散。）牛蒡根（汗出，中风面肿，或连头项，或连手足，研烂，酒煎成膏贴之，并服三匙。）黑豆（风湿面肿，麻黄汤中加入，取小汗。）大黄（头面肿大疼痛，以二两，同僵蚕一两为末，姜汁和丸弹子大服。）辛夷 黄柏 楮叶（煮粥食。）石膏（并去风热。）蟹膏（涂面肿。）炊帛（甑气熏面浮肿，烧灰敷之即消。）

【皶疱黯黯】〔内治〕〔草部〕葳蕤（久服，去面上黑黯，好颜色。）升麻 白芷 防风 葛根 黄芪 人参 苍术 藁本（并达阳明阳气，去面黑。）女菀（治面黑，同铅丹末酒服，男女二十日，黑从大便出。）冬葵子（同柏仁、茯苓末。）桑耳（末服。）苍耳叶（末服，并去面上黑斑。）天门冬（同蜜捣丸，日用洗面，去黑。）甘松香（同香附、牵牛末，日服。）益母草（煅研日洗。）夏枯草（烧灰，入红豆洗。）续随子茎汁（洗黯黯，剥人皮。）蒺藜 苦参 白芨 零陵香 茅香（并洗面黑，去黯黯。）蓖麻仁（同硫黄、密陀僧、羊髓和涂，去雀斑。同白枣、大枣、瓦松、肥皂丸，洗。）山柰（同鹰屎、密陀僧、蓖麻仁，夜涂旦洗，去雀斑。）白附子（去面上诸风百病。疵黯，酒和贴之，自落。）白牵牛（酒浸为末，涂面，去风刺粉滓。）栝楼实（去手面皱，悦泽人面。同杏仁、猪胰研涂，令人面白。）羊蹄根（面上紫块，同姜汁、椒末、穿山甲灰，包擦之。）土瓜根（面黑面疮，为末夜涂，百日，光采射人。）白蔹（同杏仁研涂，去粉滓酒皶。）半夏（面上黑气，焙研醋调涂。）术（渍酒，拭黯疱。）艾灰（淋碱，点肝靥。）山药 山慈菇 白芨 蜀葵花及子 马蔺花（杵，涂皶疱。）菟丝子汁（涂。）旋花 水萍 卷柏 紫参 紫草 凌霄花 细辛 藿香 乌头 白头翁 白薇 商陆〔谷菜〕胡麻油（并涂面黯黯、皶疱、粉刺，游风入面。）胡豆 毕豆 绿豆 大豆（并作澡豆，

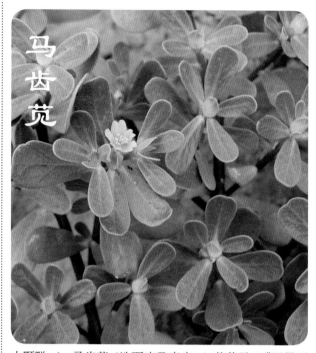

马齿苋

去黯黯。）马齿苋（洗面疱及瘢痕。）菪苈子（醋浸揩面，去粉滓，光泽。）菰笋（酒皶面赤。）灰藋灰（点面黯。）胡荽（洗黑子。）冬瓜仁、叶、瓤（并去黯黯，悦泽白晰。仁，为丸服，面白如玉；服汁，去面热。）蔓荆子 落葵子〔果木〕李花 梨花 木瓜花 杏花 樱桃花（并入面脂，去黑黯皱皮，好颜色。）桃花（去雀斑，同冬瓜仁研，蜜涂；粉刺如米，同丹砂末服，令面红润；同鸡血涂身面，光华鲜洁。）白柿（多食，去面黯。）杏仁（头面诸风皶疱，同鸡子白涂；两颊赤痒，频揩之。）李仁（同鸡子白夜涂，去黯好色。）银杏（同酒糟嚼涂，去皶疱。）乌梅（为末，唾调涂。）樱桃枝（同紫萍、牙皂、白梅，洗雀斑。）栗荴（涂面去皱。）橙核（夜涂，去粉刺面。）柑核 蜀椒 海红豆 无患子（并入面药，去肝。）白杨皮（同桃花、白冬瓜子，服，去面黑令白。）木兰皮（面热赤疱黯黯，酒浸百日，为末服，亦入澡药。）菌桂（养精神，久服面生光华，常如童子。）枸杞子（酒服，去肝。）山茱萸（面疱。）栀子（面赤，亦入涂药。）柳华（面热黑。）桂枝（和盐蜜涂。）龙脑香（酥和，涂酒皶赤鼻。）白檀香（磨汁涂。）笃耨香（同附子、冬瓜子、白芨、石榴皮，浸酒涂。）没石子（磨汁。）槲若（洗皶疱。）桐油（和黄丹、雄黄，涂酒皶赤鼻。）白茯苓（和蜜涂。）皂荚子（同杏仁涂。）皂荚 肥皂荚 蔓荆子 楸木皮 辛夷 樟脑（并入面脂。）榆叶〔水石〕浆水（洗。）冬霜（服，解酒后面赤。）密陀僧（去瘢黯，乳煎涂面，即生光。同白附子、白鸡屎末，人乳涂。）

铅粉（抓伤面皮，油调涂。） 轻粉（入面脂。抓伤面皮，姜汁调涂。） 云母粉（同杏仁、牛乳蒸涂。） 朱砂（水服二匕，色白如莹。入鸡子，抱雏出，取涂面，去，面白如玉。） 白石脂（同白蔹、鸡子白涂。） 石硫黄（酒酸，同杏仁、轻粉搽；同槟榔、片脑擦；同黄丹、枯矾擦。） 禹余粮（同半夏、鸡子涂。） 水银（同胡粉、诸脂，涂少年面。） 杓上砂（面上风粟，隐暗涩痛，挑去即愈。） 白盐（擦赤鼻。） 珊瑚（同马珂、鹰屎白、附子，人乳涂。） 石膏 〔虫介〕白僵蚕（蜜和擦面，灭黑黡，好颜色，或加白牵牛。）石蜜（常服，面如花红。） 蜂子（炒食，并浸酒涂面，去雀斑面疱，悦白。） 蜂房（酒服，治瘤出脓血。） 牡蛎（丸服，令面白。） 真珠（和乳敷面，去黯，润泽。） 蛟髓 〔禽兽〕白鹅膏（并涂面悦白。） 鸡子白（酒或醋浸，敷疵黯面疱。） 啄木血（服之，面色如朱。）鸹骨（烧，同白芷末，涂雀斑。） 蜀水花（和猪脂，涂鼻面酒酸黯黵，入面脂。） 鹰屎白（同胡粉涂之。） 白丁香（蜜涂。） 蝙蝠脑 夜明砂 麝香（并去黯黵。） 猪胰（面粗丑黯黵，同杏仁、土瓜根、蔓荆子浸酒，夜涂旦洗。） 猪蹄（煎胶，涂老人面。） 羊胆（同牛胆、酒，涂皯疱。） 羊胫骨（皯黯粗陋，身皮粗浓，同鸡子白涂。） 羚羊胆（煮沸，涂雀斑。）鹿角尖（磨汁，涂黯疱，神效。） 鹿骨（磨汁涂面，光泽如玉。骨，酿酒饮，肥白。） 麋脂（涂少年面疱。） 羊胰及乳（同甘草末涂。）猪鬐膏 马鬐膏 驴鬐膏 犬胰并脂 羊脂、脑 牛脂、脑及髓 熊脂 鹿脂、脑 麋髓、脑（并入面脂，去黯黵，灭痕，悦色。） 鼠头灰（鼻面酸。） 〔人部〕人精（和鹰屎涂面，去黑子及瘢。） 人胞（妇人劳损，面黯皮黑，渐瘦，和五味食之。） 人口津（不语时，涂酸疱。）

【瘢痕】 蒺藜（洗。） 葵子（涂。） 马齿苋（洗。）大麦麸（和酥敷。秋冬用小麦。）寒食饭（涂。） 冬青子及木皮灰（入面脂。） 真玉（摩面。） 马蔺根（洗。）禹余粮（身面瘢痕，同半夏、鸡子黄，涂，一月愈。）白瓷器（水摩。） 冻凌（频摩。） 热瓦（频摩。）白僵蚕（同白鱼、鹰屎涂。） 鹰屎白（灭痕，和人精摩；同僵蚕、蜜摩；同白附子摩；同白鱼、蜜，摩。） 蜀水花（入面脂摩。） 鸡子黄（炒黑，拭之。） 鸡屎白（炒。）羊髓 獭髓 牛髓 牛酥（并灭瘢痕。） 鼠（煎猪脂，摩。）猪脂（三斤，饲乌鸡，取屎白，入白芷、当归煎，去滓，入鹰屎白，敷之。）

【面疮】 〔草部〕荠苨（酒服。） 紫草 紫菀

艾叶（煎醋搽之。妇人面疮，烧烟熏，定粉搽。） 蓖麻子（肺风面疮，同大枣、瓦松、白果、肥皂为丸，日洗。）土瓜根（面上，夜涂日洗。） 凌霄花（两颊浸淫，连及两耳，煎汤日洗。） 何首乌（洗。） 牵牛（涂。） 甘松（面上风疮，同香附、牵牛末，日洗。） 蛇床子（同轻粉。）胡麻（嚼。） 白米（并涂小儿面上甜疮。） 黄粱米（小儿面疮如火，烧研，和蜜涂。） 丝瓜（同牙皂烧，擦面疮。） 枇杷叶（茶服，治面上风疮。） 桃花（面上黄水疮，末服。） 杏仁（鸡子白和涂。） 银杏（和糟嚼涂。） 柳絮（面上脓疮，同腻粉涂。） 柳叶（洗面上恶疮。） 木槿子（烧。） 〔土石〕胡燕窠土（入麝。并搽黄水肥疮。） 密陀僧（涂面疮。） 黄矾（妇人颊疮频发，同胡粉、水银、猪脂涂。） 绿矾（小儿甜疮。）〔虫鳞〕斑蝥（涂面上痞瘤。） 蚯蚓（烧。） 乌蛇（烧。并涂面疮。） 鲫鱼头（烧，和酱汁，涂面上黄水疮。） 〔禽兽〕鸡内金（金腮疮，初生如米豆，久则穿蚀，同郁金敷。）羊须（香瓣疮，生面颐耳下，浸淫出水，同荆芥、干枣烧，入轻粉搽。） 熊脂 鹿角。

鼻

（鼻渊，流浊涕，是脑受风热；鼻鼽，流清涕，是脑受风寒，包热在内；脑崩臭秽，是下虚；鼻窒，是阳明湿热，生息肉；鼻室，是阳明热，及血热，或脏中有虫；鼻痛，是阳明风热）

【渊鼽】 〔内治〕〔草菜〕苍耳子（末，日服二钱，能通顶门。同白芷、辛夷、薄荷为末，葱、茶服。） 防风（同黄芩、川芎、麦门冬、人参、甘草，末服。） 川芎（同石膏、香附、龙脑，末服。） 草乌头（脑泄臭秽，同苍术、川芎，丸服。） 羌活 藁本 白芷 鸡苏 荆芥 甘草 甘松 黄芩 半夏 南星 菊花 菖蒲 苦参 蒺藜 细辛 升麻 芍药（并去风热痰湿。） 丝瓜根（脑崩腥臭，有虫也，烧研服。） 〔果木〕藕节（鼻渊，同川芎末服。） 蜀椒辛夷（辛走气，能助清阳上行，通于天。治鼻病而利九窍。头风清涕，同枇杷叶末，酒服。） 栀子 龙脑香 百草霜（鼻出臭涕，水服三钱。） 〔石虫〕石膏 全蝎 贝子（鼻渊脓血，烧研酒服。） 烂螺壳 〔外治〕荜茇（吹。） 白芷（流涕臭水，同硫黄、黄丹吹。） 乌叠泥（吹。） 石绿（吹鼻鼽。） 皂荚（汁，熬膏嚏之。） 大蒜（同荜茇捣，安囟上，以熨斗熨之。） 艾叶（同细辛、苍术、川芎末，

隔帕安顶门，熨之。）破瓢灰（同白螺壳灰、白鸡冠灰、血竭、麝香末，酒洒，艾上作饼，安顶门，熨之。）

【窒息】〔内治〕〔草菜〕白薇（肺实鼻塞，不知香臭，同贝母、款冬、百部为末服。）天南星（风邪入脑，鼻塞结硬，流浊涕，每以二钱，同甘草、姜、枣，煎服。）小蓟（煎服。）麻黄 白芷 羌活 防风 升麻 葛根 辛夷 川芎 菊 荆芥 前胡 黄芩 甘草 桔梗 木通 水芹 干姜 〔果木〕干柿（同粳米煮粥食。）毕澄茄（同薄荷、荆芥丸服。）槐叶（同葱、豉，煎服。）山茱萸 釜墨（水服。）石膏 〔鳞兽〕蛇肉（肺风鼻塞。）羊肺（鼻息，同白术、肉苁蓉、干姜、川芎为末，日服。）人中白 〔外治〕细辛（鼻邕，不闻香臭，时时吹之。）瓜蒂（吹之。或加白矾，或同细辛、麝香，或同狗头灰。）皂荚 麻鞋灰 石 麝香（并吹。）蒺藜（同黄连煎汁，灌入鼻中，嚏出息肉如蛹。）苦瓠汁 马屎汁 地胆汁 狗胆（并滴。）狗头骨灰（入碙，日嗜之，肉化为水。）青蒿灰 龙脑香 砂（并滴。）桂心 丁香 蕤核 藜芦 石胡荽 薰草（并塞。）菖蒲（同皂荚末塞。）蓖麻子（同枣塞，一月闻香臭。）白矾（猪脂同塞。同碙砂点之，尤妙。同蓖麻、盐梅、麝香塞。）雄黄（一块塞，不过十日，自落。）铁锈（和猪脂塞，经日肉出。）狗脑 雄鸡肾（并塞鼻，引虫。）

【鼻干】黄米粉（小儿鼻干无涕，脑热也，同矾末，

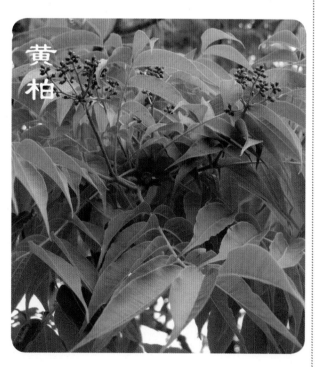

贴囟门。）

【鼻痛】石硫黄（搽。）石硫赤（冷水调搽，

一月愈。）酥 羊脂（并涂之。）

【鼻伤】猫头上毛（搽破鼻，剪碎和唾敷。）发灰（搽落耳、鼻，乘热急蘸灰，缀定，缚住勿动。）

【鼻毛】碙砂（鼻中生毛，昼夜长一、二尺，渐圆如绳，痛不可忍，同乳香丸服十粒，自落。）

【赤皶】〔内治〕凌霄花（鼻上酒皶，同栀子末日服；同硫黄、胡桃、腻粉揩搽。）使君子（酒皶面疮，以香油浸润，卧时嚼三、五个，久久自落。）苍耳叶（酒蒸焙研，服。）栀子（鼻皶面疮，炒研，黄蜡丸服。同枇杷叶为末，酒服。）橘核（鼻赤酒皶，炒研（日服二钱。）蜂房（炙末，酒服。）大黄 紫参 桔梗 生地黄 薄荷 防风 苦参 地骨皮 桦皮 石膏 蝉蜕 乌蛇 〔外治〕黄连（鼻皶，同天仙藤灰，油调搽。）马蔺子（杵敷。）蜀葵花（夜涂旦洗。）蓖麻仁（同瓦松、大枣、白果、肥皂丸洗。）牵牛（鸡子白调，夜涂，旦洗。）银杏（同酒糟，嚼敷。）槲若（瘆瘤脓血，烧灰纳疮中，先以泔煮槲叶，汁洗。）硫黄（同枯矾末，茄汁调涂。或加黄丹，或加轻粉。）轻粉（同硫黄、杏仁涂。）槟榔（同硫黄、龙脑涂；仍研蓖麻、酥油搽。）大枫子（同硫黄、轻粉、木鳖子涂。）雄黄（同硫黄、水粉，乳汁调敷，不过三五次。或同黄丹。）鸬鹚屎（鼻赤，同猪脂涂。）雄雀屎（同蜜涂。）没石子（水调。）密陀僧（乳调。）鹿角（磨汁。）石胆（并涂擦。）

【鼻疮】黄连（同大黄、麝香搽鼻中。末，敷鼻下赤蠹。）杏仁（和乳汁。）桃叶（研。）盆边零饭（烧。）辛夷（同麝）。黄柏（同槟榔。）芦荟 紫荆花（贴。）密陀僧（同白芷。）犬骨灰 牛骨灰（并主鼻中疮。）海螵蛸（同轻粉。）马绊绳灰 牛拳灰（并敷小儿鼻下赤疮。）

⑤ 唇

（脾热则唇赤或肿；寒则唇青或噤；燥则唇干或裂；风则唇动或 ；虚则唇白无色；湿热则唇沈湿烂；风热则唇生核；狐则上唇有疮；惑则下唇有疮）

【唇沈】〔草菜〕葵根（紧唇湿烂，乍瘥乍发，经年累月，又名唇沈。烧灰，和脂涂。）赤苋 马齿苋 蓝汁（并洗。）马芥子（敷。）缩砂（烧涂。）〔果木〕甜瓜（噙。）西瓜皮（烧噙。）桃仁 青橘皮（烧。）橄榄（烧。）黄柏（蔷薇根汁调。）松脂（化。）〔土石〕东壁土（并涂。）杓上砂（挑去则疮愈。）胡粉 〔虫鳞〕蛴螬（烧。）

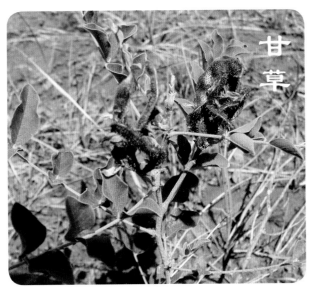

甘草

鳖甲（烧。） 乌蛇皮（烧。） 鳝鱼（烧。） 五倍子（同诃子。） 〔禽人〕鸡屎白 白鹅脂 人屎灰 头垢 膝垢（并和脂涂。）

【唇裂】〔草谷〕昨叶何草（唇裂生疮，同姜、盐捣擦。） 黄连（泻火。） 生地黄（凉血。） 麦门冬（清热。） 人参（生津。） 当归（生血。） 芍药（润燥。） 麻油 〔果服〕桃仁 橄榄仁 青布灰 屠几垢 . 〔虫禽〕蜂蜜 猪脂 猪胰 酥。

【唇肿】〔草木〕大黄 黄连 连翘 防风 薄荷 荆芥 蓖麻仁 桑汁。〔水石〕石膏 芒硝（并涂。） 井华水（下唇肿痛，或生疮，名驴觜风。以水常润之，乃可擦药。上唇肿痛生疮，名鱼口风。） 〔兽部〕猪脂（唇肿黑，痛痒不可忍，以瓷刀去血，以古钱磨脂涂之。）

【唇核】 猪屎汁（温服。）

【唇动】 薏苡仁（风湿入脾，口唇𥆧动，帛揭，同防己、赤小豆、甘草煎服。）

【唇青】 青葙子 决明（并主唇口青。）

【唇嗦】〔草谷〕天南星（擦牙，煎服。）芥防风 秦艽 羌活 芥子（醋煎，敷舌。） 大豆（炒黑热，投酒中饮之。） 〔木土〕苏枋木 青布（灰，酒服，仍烧刀上，取汁搽。） 白棘钩（水服。） 竹沥 荆沥 皂荚 乳香 伏龙肝（澄水服。）〔虫兽〕白僵蚕（发汗）。雀屎（水丸服。）鸡屎白（酒服。）白牛屎 牛涎 牛黄 猪乳 驴乳（并治小儿口嗦。）

【吻疮】〔草菜〕蓝汁（洗。） 葵根（烧。） 瓦松（烧。）缩砂壳（烧。）越瓜（烧。）〔果木〕槟榔（烧。）青皮 竹沥（和黄连、黄丹、黄柏涂。） 白杨枝（烧。）

鸡舌香 梓白皮 〔服器〕青布（烧涂。） 木履尾（煨，拄两吻，二七次。） 箸头（烧。） 几屑（烧涂。） 东壁土（和胡粉。） 胡燕窠土 新瓦末 胡粉（同黄连搽。）蜂蜜 龟甲（烧。） 甲煎甲香（并涂。） 发灰（小儿燕口疮，饮服，并涂。）

§ 口舌

（舌苦，是胆热；甘，是脾热；酸，是湿热；涩，是风热；辛，是燥热；咸，是脾湿；淡，是胃虚；麻，是血虚；生胎，是脾热闭；出血，是心火郁；肿胀，是心脾火毒；疮裂，是上焦热；木强，是风痰湿热；短缩，是风热。舌出数寸有伤寒、产后、中毒、大惊数种。口糜，是膀胱移热于小肠；口臭，是胃火食郁；喉腥，是肺火痰滞）

【舌胀】〔草谷〕甘草（木强肿胀塞口，不治杀人，浓煎噙漱。） 芍药（同甘草煎。） 半夏羊蹄 络石（并漱。） 蓖麻油（燃熏。）附子尖（同巴豆。） 黄葵花（同黄丹。）蒲黄（同干姜。） 青黛（同朴硝、片脑。） 赤小豆（同醋。）醋（和釜墨。） 粟米〔木器〕桑根汁（并涂之。） 龙脑香（伤寒舌出数寸，掺之随消。） 冬青叶（舌胀退场门，浓煎浸之。） 巴豆（伤寒后舌出不收，纸卷一枚纳鼻中，自收。） 黄柏（浸竹沥。） 木兰皮（汁。） 皂荚刺灰（煎汁。并漱重舌。） 桂 甑带灰 箕舌灰。〔土石〕伏龙肝（和醋，或加牛蒡汁。） 釜墨 黄丹（并涂重舌。）铁锁锈 铁落（并为末噙服。） 铁秤锤（舌胀，咽生息肉，烧赤淬醋服。） 蓬砂（姜片蘸，擦木舌。） 玄精石（同牛黄、朱砂等掺。） 白矾（同朴硝掺；同桂心，安舌下。）硝石（同竹沥含。） 芒硝（同蒲黄掺。中仙茅毒，舌胀退场门，以硝、黄下之；小儿舌胀塞口，紫雪、竹沥多服之。） 朱砂（妇人产子，舌出不收，敷之，仍惊之，则入。）石胆 皂矾 〔虫鳞禽兽〕五倍子（并掺。） 白僵蚕（或加黄连。） 蜂房（炙。） 鼠妇（杵。） 海螵蛸（同鸡子黄。） 鲫鱼头 冠血（中蜈蚣毒，舌胀退场门，浸之咽下。）五灵脂（重舌，煎醋漱。） 三家屠肉（小儿重舌，切片磨之，即啼。） 鹿角（炙熨，亦酒涂。） 羊乳 牛乳（饮。）发灰（敷。） 〔草木〕玄参 连翘 黄连 薄荷 升麻 防风桔梗 赤芍药 大青 生地黄 黄芩 牛蒡子 牡丹皮 黄柏 木通 半夏 茯苓。〔石部〕芒硝 石膏。

【舌胎】 薄荷（舌胎语涩，取汁，同姜、蜜擦。）生姜（诸病舌上生胎，以青布蘸井水抹后，时时以姜擦之。）

白矾（小儿初生，白膜裹舌，刮出血，以少许敷之，否则发惊。）

【舌衄】〔草谷〕生地黄（同阿胶末，米饮服。汁和童尿、酒服。） 黄药子（同青黛水服。） 蒲黄（同青黛水服，并敷之。同乌贼骨敷。） 香薷（煎汁，日服三升。） 大小蓟（汁，和酒服。） 蓖麻油（点灯熏鼻，自止。） 茜根 黄芩 大罗面（水服。） 豆豉（水煎服。） 赤小豆（绞汁服。）〔木石〕黄柏（蜜炙，米饮服。）槐花（炒服并掺。） 龙脑（引经。） 栀子 百草霜（同蚌粉服。） 醋（调涂。） 石膏〔虫人〕五倍子（同牡蛎、白胶香掺。） 紫金沙（蜂房顶也。同贝母、芦荟，蜜丸水服。） 发灰（水服一钱。或加巴豆，同烧灰。）

【强痹】雄黄（中风舌强，同荆芥末，豆淋酒服。）醋（小儿舌强肿，和饴含之。） 乌药（固气舌麻。） 皂荚 矾石（并擦痰壅舌麻。） 人参（主气虚舌短。） 黄连 石膏（主心热舌短。）

【舌苦】柴胡 黄芩 苦参 黄连 龙胆（泻胆。）麦门冬（清心。）枳椇（解酒毒。）

【舌甘】生地黄 芍药 黄连。

【舌酸】黄连 龙胆（泻肝。） 神曲 萝卜（消食，嚼。）

【舌辛】黄芩 栀子（泻肺。） 芍药（泻脾。）麦门冬（清心。）

【舌淡】白术（燥脾。） 半夏 生姜（行水。）茯苓（渗湿。）

【舌咸】知母（泻肾。） 乌贼骨（淡胃。）

【舌涩】黄芩（泻火。） 葛根（生津。）防风薄荷 （去风热）半夏 茯苓（去痰热。）

【口糜】〔内治〕〔草部〕桔梗（同薄荷 升麻黄连 黄芩 生地黄 知母 牡丹 木通 甘草 石斛 射干 附子（口疮，久服凉药不愈，理中加附子反治之，含以官桂。）〔果木〕栗子（小儿口疮，日煮食之。）蜀椒（口疮久患者，水洗面拌煮熟，空腹吞之，以饭压下，不过再服。） 龙脑（经络火邪，梦遗口疮，同黄柏，蜜丸服。） 地骨皮（口舌糜烂，同柴胡煎服。） 黄柏 茯苓 猪苓〔金石〕朴硝蓬砂 石膏 滑石 青钱（口内热疮，烧淬酒饮。） 猪膏（口疮塞咽，同黄连煎服。）〔噙漱〕细辛（口舌生疮糜烂，同黄连或黄柏末掺之，名赴筵散。外以醋调贴脐。） 黄连（煎酒，呷含。同干姜末，掺之，名水火散。） 升麻（同黄连末噙。） 甘草（同白矾。）天门冬（口疮连年，同

麦门冬、玄参丸噙。） 蔷薇根（日久延及胸中，三年以上者，浓煎含漱。夏用枝叶。） 大青叶（浸蜜。） 荷根（汁。）蛇莓（汁。） 牛膝 忍冬（并漱口疮。）蒲黄 黄葵花（烧。）赤葵茎 缩砂壳灰 角蒿灰（并涂口疮。） 贝母（小儿口生白疮，如鹅口疮，为末，入蜜抹之，日五、六上。）白芨（乳调。） 燕脂（乳调。） 黍米（嚼。） 赤小豆（醋调。并涂小儿鹅口。） 豉（口舌疮，炒焦，含一夜愈。）米醋（浸黄柏。） 萝卜汁 姜汁（并漱满口烂疮。） 瓠（烧，涂口鼻中肉烂痛。） 茄科（烧，同盐敷口中生蕈。） 茄蒂灰 桃枝（煎漱。） 杏仁（少入腻粉，卧时细嚼，吐涎。）槟榔（烧，入轻粉掺。） 甜瓜（含。） 西瓜（含。） 细茶（同甘草。） 凫茈灰 梧桐子灰 没石子（同甘草。并掺口疮。） 黄柏（口舌疮，蜜浸含之。）乳香（白口疮，同没药、雄黄、轻粉涂；赤口疮，同没药、铜绿、枯矾，涂。） 楝根（口中漏疮，煎服。） 冬青叶汁 黄竹沥 小檗汁（并含漱。） 桑汁 柘浆 甑带灰（并涂鹅口。）釜

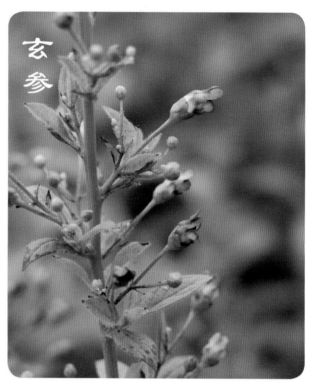

墨 胡粉（猪髓和。） 黄丹（蜜蒸。） 密陀僧（煅研。）铁屑（水调。） 黑石脂（并涂口疮。）铜绿（同白芷掺，以醋漱之。） 水银（口疮，同黄连，煮热含之。） 寒水石（口疮膈热，煅，和朱砂、片脑掺之。） 朴硝（口舌生疮，含之，亦擦小儿鹅口，或加青黛。或入寒水石，少入朱砂。） 白矾（漱鹅口；同朱砂，敷小儿鹅口；同黄丹掺。） 蓬砂（同硝石含。） 胆矾（煅。）蜂蜜 竹蜂

蜜（并涂口疮。） 五倍子（掺之，立可饮食。同黄柏、滑石。或加密陀僧。或同青黛、铜绿，治大人、小儿白口疮，似木耳状，急者吹入咽喉。） 白僵蚕（炒研，蜜和。）晚蚕（烧，敷一切口疮。） 白鹅屎（敷鹅口。） 羊胫髓（同胡粉涂。） 牛羊乳（含。） 酥（含。） 鹿角（磨汁，涂鹅口。） 人中白（同枯矾，涂口疮、鹅口。）

【上治】 天南星（同密陀僧末，醋调贴眉心，二时洗去。） 巴豆油纸（贴眉心。或贴囟门，起泡，以菖蒲水洗去。）

【下治】 细辛（醋调贴脐。） 生南星（或加草乌，或加黄柏。） 生半夏 生附子 吴茱萸（或加地龙。） 密陀僧 汤瓶碱（并醋调，贴足心。） 生硫黄 生矾 硝石（俱水入少面调，贴足心。） 黄连（同黄芩、黄柏，水调，贴足心。） 白矾（化汤涤足。）

【口臭】〔草菜〕大黄（烧研揩牙。） 细辛（同白豆蔻含。） 香薷 鸡苏 藿香 益智 缩砂 草果 山姜 高良姜 山柰 鸡苏 藿香 甘松 杜若 香附（掺牙。）黄连 白芷 薄荷 荆芥 川芎 蒲蒻 茴香 莳萝 胡荽 邪蒿 芫荽 生姜 梅脯 橄榄 橘皮 橙皮 卢橘 蜀椒 茗 沙糖 甜瓜子 木槿花 乳香 龙脑及子 无患子仁 丁香 檀香〔水石〕井华水（正旦含，吐厕中。） 密陀僧（醋调漱。） 明矾（入麝香，擦牙。） 蓬砂 食盐 石膏 象胆。

【喉腥】 知母 黄芩（并泻肺热，喉中腥气。）桔梗 桑白皮 地骨皮 五味子 麦门冬。

咽喉

（咽痛是君火，有寒包热；喉痹是相火，有嗌疮，俗名走马喉痹，杀人最急，惟火及针淬效速，次则拔发、咬指、吐痰嗜鼻）

【降火】〔草部〕甘草（缓火，去咽痛，蜜炙煎服；肺热，同枯梗煎。） 桔梗（去肺热。利咽嗌，喉痹毒瓦斯，煎服。） 玄参（去无根之火。急喉痹，同鼠黏子末服；发斑咽痛，同升麻、甘草煎服。） 蠡实（同升麻煎服。根、叶同。） 恶实（除风热，利咽膈。喉肿，同马蔺子末服。咽悬痈肿痛，同甘草煎咽，名开关散。热同黄连、木香煎服。）麦门冬（虚热上悬钩子茎（喉塞，烧研，水服。） 蔷薇根（尸咽，乃尸虫上蚀，痛痒，语声不出，同甘草、射干煎服。） 栝楼皮（咽喉肿痛，语声不出，同僵蚕、甘草，末服。） 乌蔹莓（同车前、马兰，杵汁咽。） 络石（喉

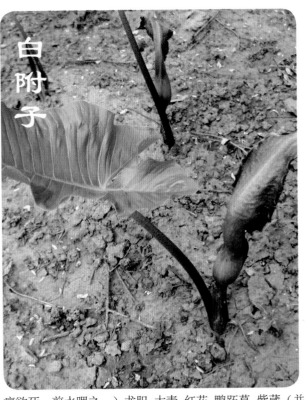

白附子

痹欲死，煎水呷之。） 龙胆 大青 红花 鸭跖草 紫葳（并捣汁服。） 藤子（烧。） 鹅抱 忍冬（并煎酒服。） 通草（含咽，散诸结喉痹。） 灯心草（烧灰，同盐吹喉痹，甚捷。同蓬砂，同箬叶灰，皆可。同红花灰，酒服一钱，即消。）商陆（熨、灸，及煎酒涂顶。） 白芷（同雄黄水和，涂顶。） 都管草 百两金 钗子股 辟虺雷 蒺藜 谷精草 蛇含 番木鳖 九仙子 山豆根 朱砂根 黄药子 白药子 苦药子（并可咽，及煎服，末服，涂喉外。）〔谷菜〕豆豉（咽生息肉，刺破出血，同盐涂之，神效。） 白面（醋和涂喉外。） 水苦荬（磨服。） 糟酱茄 丝瓜汁〔果木〕西瓜汁 橄榄 无花果 苦茗（并噙咽。） 吴茱萸 黄柏（酒煮含。喉肿，醋敷之。） 龙脑香（同黄柏、灯芯、白矾〈烧〉，吹。） 梧桐泪（磨汁扫。） 槐花 槐白皮 诃黎勒 盐麸子 皂芦 朴硝（并含咽，煎服，末服。） 不灰木（同玄精石、真珠丸服。） 石蟹（磨汁，及涂喉外。）黑石脂（口疮咽痛。） 食盐（点喉风、喉痹、咽痛甚效。）戎盐 盐蟹汁〔兽人〕牛涎（并含咽。） 牛靥（喉痹。）猪肤（咽痛。）沙牛角（喉痹欲死，烧研酒服。） 牛鼻（烧灰，缠喉风。） 猪胆（腊月，盛黄连、朴硝，风干，吹之。） 腊猪尾（烧灰，水服。） 败笔头（饮服二钱。）鼠肚 人尿（并含咽，或入盐。）

【风痰】〔草部〕羌活（喉闭口噤，同牛蒡子煎灌。） 升麻（风热咽痛，煎服或取吐。）半夏（咽痛，

煎醋呷；喉痹不通，吹鼻；同巴豆、醋同熬膏，化服，取吐。） 天南星（同白僵蚕，末服。） 菖蒲汁（烧铁锤淬酒服。） 贝母 细辛 远志（并吹之。） 蛇床子（冬月喉痹，烧烟熏之，其痰自出。） 蓖麻油（烧燃熏淬，其毒自破。仁，同朴硝，研水服，取吐。） 麻黄（尸咽痛痒，烧熏。） 苍耳根（缠喉风，同老姜研酒服。） 木贼（烧服一钱，血出即安。） 高良姜（同皂荚，吹鼻。） 马蔺根 艾叶 地松 马蹄香 箭头草 益母草 蛤蟆衣（同霜梅。） 香花根 紫菀根 牛膝（并杵汁，入酢灌之，取吐，甚则灌鼻。） 藜芦 恒山 钩吻 莽草 莞花（并末，吐痰。） 白附子（同矾涂舌。） 草乌头（同石胆吹。）天雄 附子（蜜炙含。） 茼茹 云实根汁〔谷菜〕饴糖 大豆汁（并含咽。） 粳谷奴（走马喉痹，研服立效。） 稻穰（烧煤和醋，灌鼻，追痰。） 麻子（尸咽，烧服。） 青囊（飞丝入咽，嚼咽。） 韭根 薤根 芥子（并敷喉外。） 葱白 独蒜（并塞鼻。） 百合 桑耳（并浸蜜含。） 生姜汁（和蜜服，治食诸禽中毒，咽肿痹。） 萝卜子〔果木〕秦椒 瓜蒂（并吐风痰。） 桃皮 荔枝根（并煮含。） 榧子（尸咽，杀虫。） 杏仁（炒，

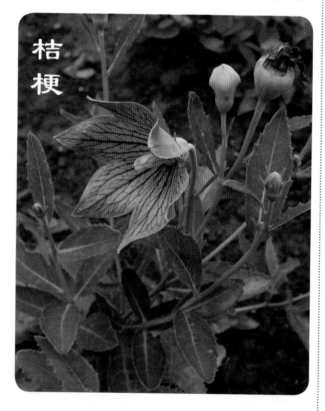

和桂末服。） 白梅（同生矾含。） 山柑皮 桂皮 荆沥（并含咽。） 干漆（喉痹欲死，烧烟吸之。） 巴豆（烧烟，熏淬；纸卷塞鼻。） 皂荚（急喉痹，生研点之，即破，外以醋调，涂之。挪水灌。） 乌药（煎醋。） 桐油 无

患子（研灌，并吐风痰。） 楮实（水服一个。） 枣针（烧服。） 枸橘叶（咽喉成漏，煎服。） 胡颓根（喉痹，煎服。） 紫荆皮 箽竹叶 百草霜（并煎服。） 〔土器〕梁上尘（同枯矾、盐、皂，吹。） 土蜂窠（擦舌根。） 漆箸（烧烟，熏淬。） 故甑蔽（烧服。） 履鼻绳（尸咽，烧服。） 牛鼻拳灰〔金石〕绿矾（并吹喉。） 白矾（生含，治急喉闭；同盐，点一切喉病；巴豆同枯过，治喉痈甚捷；猪胆盛过，吹；新砖浸取霜，吹。） 蓬砂（含咽，或同白梅丸，或同牙硝含。） 硇砂（悬痈卒肿，绵裹含之；喉痹口噤，同马牙硝点之。） 代赭石 马衔（并煎汁服。）铅白霜（同甘草含，或同青黛，丸噙。） 银朱（同海螵蛸吹。） 雄黄（磨水服；同巴豆研服，取吐下；或入瓶烧烟，熏鼻追涎。） 石胆（吹喉痹神方。或入牙皂末。） 马牙硝（同僵蚕末、蓬砂，吹。） 硝石 〔虫部〕天浆子（并含咽。） 白僵蚕（喉痹欲死，姜汁调灌。或加南星，加石胆，加白矾，加甘草，加蜂房。同乳香烧烟熏。） 蚕退纸灰（蜜丸含。） 桑螵蛸（烧，同马勃，丸服。） 壁钱（同白矾，烧吹。） 蜘蛛（焙研吹。） 五倍子（同僵蚕、甘草、白梅丸含，自破。） 土蜂子（嗌痛。） 蜂房灰 〔鳞介〕海螵蛸（并吹。） 黄颡鱼颊骨（烧灰，茶或灌鼻，取吐；或盛石胆，阴干，吹。） 鲛鱼胆（和白矾扫喉，取吐。） 鼋胆（薄荷汁灌，取吐。） 蛇蜕（烧烟，吸之。裹白梅含。同当归末，酒服，取吐。） 牡蛎吹。） 鸡屎白（含咽。） 雄雀屎（水服。）沙糖（丸含。）猪脑（喉痹已破，蒸熟，入美姜食之。）

9 音声

（喑，有肺热，有肺痿，有风毒入肺，有虫食肺。痖有寒包热，有狐惑。不语，有失音，有舌强或痰迷，有肾虚喑痖）

【邪热】〔草部〕桔梗 沙参 知母 麦门冬（并除肺热。） 木通 菖蒲（并出音声。小儿卒喑，麻油泡汤服。）黄芩（热病声喑，同麦门冬丸服。） 人参（肺热声痖，同诃子，末噙；产后不语，同菖蒲服。） 牛蒡子（热时声痖，同桔梗、甘草煎服。） 青黛（同薄荷，蜜丸含。） 马勃（失声不出，同足。） 灯笼草 栝楼 甘草 贝母 〔谷部〕赤小豆（小儿不语，研末敷舌。） 萝卜（咳嗽失音，同皂荚煎服。汁，和姜汁服。） 胡麻油 〔果木〕梨汁（客热中风不语，卒喑风不语。同竹沥、荆沥、生地汁，熬膏服。）

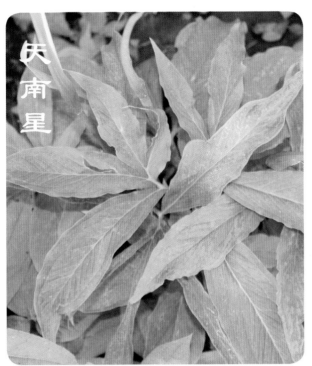

天南星

柿（润声喉。） 槐花（炒嚼，去风热失音。） 栀子（去烦闷暗痖。） 诃黎勒（小便煎汁，含咽。感寒失音，同桔梗、甘草、童尿，井水煎服；久咳嗽失音，加木通。） 杉木灰（淋水饮，治肺壅失音。） 乳香（中风口噤不语。）荆沥 竹沥 竹叶（煎汁。） 天竹黄（并治痰热失音，中风不语。） 地骨皮 桑白皮〔虫兽〕蝉蜕（病，为末水服。）蛤蟆胆（小儿失音不语，点舌尖上，立效。） 鸡子（开喉声。） 犀角（风热失音。） 猪脂（肺伤失音，同生姜煮，蘸白芨末食。） 猪油（肺热暴暗，一斤炼，入白蜜，时服一匙。） 酥 人乳（失音，和竹沥服；卒不得语，和酒服；中风不语，舌强，和酱汁服。） 人尿（久咳失声。）

【风痰】〔草谷〕羌活（贼风失音。中风口噤不语，煎酒饮，或炒大豆投之；小儿，同僵蚕，入麝香、姜汁服。）荷根（风冷失音，汁和酒服。） 天南星（诸风，口噤不语，同苏叶、生姜煎服。小儿痫后失音，煨研，猪胆汁服。）荆芥（诸风口噤不语，为末，童尿酒服。） 黄芪（风暗不语，同防风，煎汤熏之。） 红花（男女中风，口噤不语，同乳香服。） 远志（妇人血噤失音。） 白术（风湿，舌木强。） 防己（毒风不语。） 附子（口卒噤暗，吹之。）白附子（中风失音。） 生姜汁〔果木〕橘皮（卒失音，煎呷。） 杏仁（润声气。卒痖，同桂含之。蜜酥煮丸嚼；生含，主偏风失音不语。） 榧子（尸咽痛痒，语音不出，有虫食咽，同芜荑、杏仁、桂丸嚼。） 桂（风僻失音，安舌下，咽汁。同菖蒲煎服。） 楮枝、叶（卒风不语，

煮酒服。） 东家鸡栖木（失音不语，喑不能言，茶服一匙，平肝去怯也。） 雄黄（中风舌强，同荆芥末，豆淋酒服。）矾石（中风失音，产后不语，汤服一钱。痰盛多服，吐之。） 孔公蘖（令喉声圆。） 履鼻绳（尸咽，语声不出，有虫，烧灰水服。） 梭头（失音不语，刺手心，痛即语。）〔虫介〕白僵蚕（中风失音，酒服。） 五倍子 百药煎 龟尿（中风舌喑不语，小儿惊风不语，点舌下。） 真珠（卒忤不语，鸡冠血丸，纳口中。） 〔禽人〕鸡屎白（中风失音，痰迷，水煮服。） 乱发灰（中风失音，百药不效，同桂末酒服。）

⑤ 牙齿

（牙痛，有风热、湿热、胃火、肾虚、虫龋。）

【风热、湿热】〔草部〕秦艽（阳明湿热。） 黄芩（中焦湿热。） 白芷（阳明风热。同细辛掺；入朱砂掺。）黄连（胃火湿热。牙痛恶热，揩之，立止。） 升麻（阳明本经药，主牙根浮烂疳蟨。胃火，煎漱。） 羌活（风热，煮酒漱。同地黄末，煎服。） 当归 牡丹 白头翁 薄荷（风热。） 荆芥（风热，同葱根、乌桕根煎服。） 细辛（和锻石，掺。） 缩砂仁（嚼。） 荜茇（并去口齿浮热。同木鳖子嗜鼻，立效如神。） 附子尖（同天雄尖、蝎梢末，点之即止。） 大黄（胃火牙痛。烧研，揩牙。同地黄贴之。）生地黄（牙痛牙长，并含咋之；食蟹龈肿，皂角蘸汁炙研，掺之。） 苍术（同青盐、生姜，日擦固齿。同艾叶煎漱。）牛蒡根（热毒风肿，取汁，入盐熬膏，涂龈上。） 积雪草（塞耳。） 红豆蔻 酸草 鹅不食草（并嗜鼻。） 山奈（入麝，擦牙吹鼻。） 川芎 山豆根 大戟（并咬含。）木鳖子（磨醋。） 高良姜（同蝎。） 青木香（并擦牙。）薰草（同升麻、细辛。） 屋游（同盐。） 栝楼皮（同蜂房。）鹤虱 地菘 红灯笼枝 芭蕉汁 苍耳子 恶实 青蒿 猫儿眼睛草 瓦松豆（并煎漱。） 萝卜子 莳萝（并嗜鼻。） 鸡肠草（同旱莲、细辛。） 苋根（烧。） 灰藋（烧。） 大蒜（煨，擦。） 芸苔子（同白芥子、角茴，嗜鼻。） 马齿苋（汁。） 木耳（同荆芥。） 壶卢子 〔果木〕桃白皮（同柳、槐皮。） 李根白皮（并煎漱。） 胡椒（去齿根浮热。风、虫、寒三痛，同绿豆咬之；同荜茇塞孔。）荔枝（风牙痛，连壳入盐，烧揩。） 瓜蒂（风热痛，同麝香咬。） 蜀椒（坚齿。风、虫、寒三痛，同牙皂，煎醋漱。） 吴茱萸（煎酒。）荷蒂（同醋。） 秦椒 杉叶（风

虫，同川芎、细辛煎酒漱。） 松叶 松节（并煎水，入盐或酒漱。） 松脂（揩。） 桂花（风、虫牙痛。） 辛夷（面肿引痛。） 乳香（风虫嚼咽。） 地骨皮（虚热上攻，同柴胡、薄荷，水煎漱。） 槐枝 柳白皮 白杨皮 枳壳 臭橘皮 郁李根 竹沥 竹叶 皂荚（同盐、矾烧。） 肥皂荚（同盐烧。） 无患子（同大黄、香附、盐煅。） 丁香（远近牙痛，同胡椒、荜茇、全蝎末点之，立止。） 枫香（年久齿痛。）龙脑（同朱砂。）〔土石〕蚯蚓泥（烧。并揩牙。）壁上尘土（同盐烧，嚏鼻。） 金钗（烧，烙。） 白银（风牙，烧赤，淬火酒，漱之即止。） 石膏（泻胃火。同荆芥、防风、细辛、白芷末，日揩。） 白矾（煎漱，止血，及齿碎。） 黄矾（漱风热牙疼。） 食盐（揩牙洗目，坚牙明目，止宣露；卧时封龈，止牙痛出血；槐枝煎过，去风热；皂角同烧，去风热。） 青盐（同上。）川椒（煎干，揩牙，永无齿疾。）朴硝（皂荚煎过，擦风热及食蟹龈肿。）雄黄（同干姜嚏鼻。） 铅灰〔虫禽兽部〕白僵蚕（同姜炒。） 蚕退纸灰（并揩擦。） 露蜂房（同盐烧擦；同全蝎擦。同细辛漱；煎酒漱。） 百药煎（风热，泡汤含；同延胡索末、雄黄末擦。） 白马头蛆（取牙。） 诸朽骨（风热，煨咬。）

【肾虚】〔草菜〕旱莲草（同青盐炒焦，揩牙，乌须固齿。） 补骨脂（同青盐日揩。风虫，同乳香。） 蒺藜（打动牙痛，擦漱。） 骨碎补（同乳香塞。） 独蒜（熨。） 甘松（同硫黄，煎漱。） 牛膝（含漱。） 地黄〔石兽〕石燕子（揩牙，坚固、止痛及齿疏。） 硫黄（肾虚，入猪脏，煮丸服。） 羊胫骨灰（补骨。）

【虫蜃】〔草部〕桔梗（同薏苡根，水煎服。） 大黄（同地黄贴。） 镜面草 蜀羊泉 紫蓝（并点。） 雀麦（同苦瓠叶，煎醋炮，纳口中，引虫。） 覆盆子（点目取虫。） 荜茇（同木鳖子，嚏鼻；同胡椒塞孔。） 细辛 莽草 苦参 恶实（并煎漱。） 附子（塞孔，又塞耳。） 羊踯躅（蜡丸。）〔菜谷〕韭子（并烧烟熏。） 韭根（同泥贴，引虫。） 茄根（汁涂。） 烧灰（贴。） 烧酒（浸花椒，漱。）〔果木〕银杏（食后生嚼一、二枚。） 地椒（同川芎揩。） 杨梅根皮 酸榴根皮 吴茱萸根（并煎漱。） 杏仁（煎漱或烧烙。） 桃仁 柏枝（并烧烙。） 巴豆（风虫，绵裹咬；烧烟熏；同蒜塞耳。） 海桐皮（煮汁并漱。） 槐白皮 枸橘刺 鼠李皮 地骨皮（醋。） 枫柳皮 白杨皮 白棘刺（并煎漱。） 樟脑（同朱砂揩。同黄丹、肥皂塞孔。）白皮（塞孔，牙自烂。） 乳香（同椒，或巴豆，或矾，塞孔。） 铁铧

头（积年齿蜃，烧赤，入硫黄、猪脂熬沸，柳枝搌药烙之。）砒霜（同黄丹，蜡丸塞耳。） 石灰（风虫，和蜜煅擦。） 沙糖（和，塞孔。） 雄黄（和枣塞。） 硇砂（塞孔。） 轻粉（同黄连掺。） 土朱（同荆芥掺。） 绿矾〔虫鳞〕五倍子（并掺。） 蟾酥（同胡椒丸咬。） 蜘蛛（焙研，入麝掺。） 地龙（化水和面，塞孔，上敷皂荚末。同延胡索、荜茇末，塞耳。） 钱窠（包乳香烧，纳孔中；包胡椒塞耳。） 石蜜 竹蜂 蚺蛇胆（同枯矾、杏仁掺。）鳞蛇胆 海虾〔禽兽〕雀屎 燕屎（并塞孔。） 夜明砂（同蟾酥，丸咬。） 啄木鸟（烧，纳孔中。舌，同巴豆点之。）猪肚（咬之引虫。） 熊胆（同猪胆、片脑搽。） 麝香（咬之，二次断根。） 豺皮（灰敷。）

【齿疏】 沥青（入细辛，掺。） 寒水石（煅，同生炉甘石，掺。）

【齿长】 白术（牙齿日长，渐至难食，名髓溢，煎水漱之。） 生地黄（咋之。）

【齿缺】 银膏（补之。）

【生齿】 雄鼠脊骨（研揩，即生。） 雌鼠屎（日拭一枚，三七日止。） 黑豆（牛屎内烧存性，入麝掺之，勿见风，治大人小儿牙齿不生。牛屎中豆，尤妙。） 路旁稻粒（点牙落处，一七下自生。）

【齿䶥】 胡桃（食酸齿䶥，嚼之即解。）

【妒齿】 地骨皮（妒齿已去，不能食物,煎水漱之。）

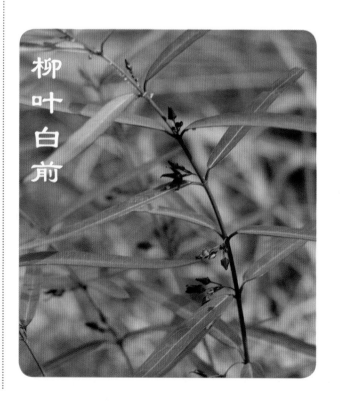

柳叶白前

9 须发

【内服】〔草部〕菊花（和巨胜、茯苓，蜜丸服，去风眩，变白不老。） 旱莲（内煎膏服；外烧揩牙，乌髭发，益肾阴。汁涂，眉发生速。作膏，点鼻中，添脑。）常春藤 扶芳藤 络石木通 石松（并主风血，好颜色，变白不老，浸酒饮。） 白蒿 青蒿 香附（并长毛发。）茜草（汁，同地黄，熬膏服。） 地黄（九蒸九晒，日嚼。）牛膝 麦门冬 肉苁蓉 何首乌 龙珠 旱藕 瞿麦〔谷菜〕青精饭 黑大豆 白扁豆 大麦 胡麻（九蒸九晒。） 马齿苋 繁缕 韭 姜 蔓荆子〔果木〕胡桃 蜀椒（并久服，变白生毛发。） 干柿（同枸杞子，丸服，治女人蒜发。）榴花（和铁丹服，变白如墨。） 松子 槐实 秦皮 桑寄生 放杖木 女贞实 不凋木 鸡桑叶 南烛（并久服变白，乌须发。） 桑椹（蜜丸服，变白。）〔介石〕鳖肉（长须发。）自己发灰（同椒煅酒服，发不白，名还精丹。） 石灰（发落不止，炒赤浸酒服。）

【发落】〔草部〕半夏（眉发堕落，涂之即生。）骨碎补（病后发落，同野蔷薇枝，煎刷。）香薷（小儿发迟，同猪脂涂。） 茉莉花（蒸油。） 蓬子（榨汁。） 芭蕉油 蓖麻子 金星子 兰草 蕙草 昨叶何草（并浸油梳头，长发令黑。） 土马鬃（灰。） 乌韭（灰。） 水萍 水苏 蜀羊泉 含水藤〔谷菜〕胡麻油及叶 大麻子及叶（并沐日梳，长发。） 蒲公英 旱莲（并揩牙，乌须。） 生姜（擦。） 莴苣子 白菘子油 芸苔子油〔果木〕甜瓜叶汁（并涂发，令长黑。） 榧子（同胡桃、侧柏叶浸水梳发，不落。） 枣根（蒸汁。）楂木瓜（并浸油。） 蜀椒（浸酒。）柏子油 辛夷 松叶（并浸油、水涂头，生毛发。） 侧柏叶（浸油，生发；烧汁，黑发；和猪脂，沐发长黑；根皮，生发。） 皂荚（地黄、姜汁炙研，揩牙乌须。） 樗叶（同椿根、楸叶汁，涂秃，生发。） 楸叶汁 蔓荆子（同猪脂。）桑椹（浸水。并涂头，生毛发。） 桐叶（同麻子，煮米泔，沐发则长；连子，蒸取汁，沐发则黑。） 桑白皮（同柏叶，沐发不落。） 山茶子（掺发解腻。） 合欢木皮灰 槐枝灰石荆〔禽兽〕雁骨灰（并沐头，长发。） 鸡子白 猪胆（沐头解腻。） 雁脂 鸨脂 鸡脂 猪鬃膏 熊脂及脑（并沐头，生发。） 豹脂（朝涂暮生。） 犬乳（涂赤发。） 羊角（灰，同牛角灰、猪脂，涂秃发。） 羊屎灰（淋汁沐头，生发；和猪脂，变发黄赤。） 猪屎（灰，涂发落。） 发灰（油煎枯，涂发黑发。）

【发白】〔草菜谷部〕栝楼（同青盐、杏仁，煅末，拔白易黑，亦揩牙。） 百合 姜皮（并拔白易黑。） 野狼把草 黑豆（煎醋染发。） 大麦（同铁砂、没石子。） 荞麦（同铁砂。）〔果木〕酸石榴（并染须发。） 胡桃（和胡粉，拔白生黑；烧，同贝母，揩牙乌须；青皮皮肉及树皮根，皆染须发。） 余甘子（合铁粉，涂头，生须发。） 橡斗 毗黎勒浆 椰子浆 盐麸子 菱壳 芰花 莲须 红白莲花（并涂须发。） 鸡舌香（同姜汁，拔白生黑。） 詹糖香（同胡桃皮，涂发，黑如漆。） 梧桐子汁（点孔生黑；木皮，和乳汁涂须。）榈皮（包侧柏，烧熏香油烟，抹须发，即黑。） 乌桕子油 乌桕皮 诃黎勒 没石子 婆罗得〔金石〕黑铅（梳白发；烧灰，染发。） 胡粉（同石灰，染须。）铅霜（梳须发。） 铅丹（染。） 铜钱锈（磨油，涂赤发秃落。） 铁华（染。） 生铁（浸水。） 铁砂（和没石子，染。） 石灰（染。）绿矾（同薄荷、乌头、铁浆水染。）赤铜屑〔虫兽〕五倍子（炒，同赤铜屑诸药，为染须神方。）百药煎 水蛭（同龟尿拈须，自黑。） 蜗牛（同京墨，埋马屎中，化水染须，妙。）蜜蜡 鳖脂 猪胆 狗胆 犬乳（并点白生黑。）

【生眉】〔草谷〕白蔹皮（眉发脆脱。）昨叶何草（生眉发膏为要药。） 半夏（眉发堕落，涂之即生。茎涎同。）鳢肠汁（涂眉发，生速。） 乌麻花（浸油。）〔菜木〕芥子（同半夏、姜汁。） 蔓荆子（醋和。并涂。） 生姜（擦。） 柳叶（同姜汁，擦眉落。） 白矾（眉发脱落，蒸饼丸服。） 雄黄（和醋涂。） 雁肪（涂。） 狗脑（眉发火瘢不生和蒲黄，之不应，和酒服，即愈。）

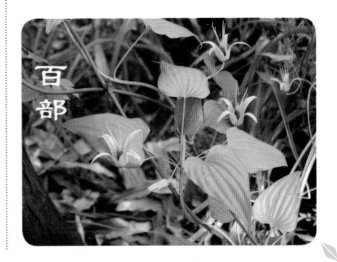

百部

第五卷 水部

露水

【基　　源】 本品天气温差较大时，空气中的水含量丰富的情况下，水汽冷凝成液态的小水滴。一般多出现在温差较大的凌晨时分。

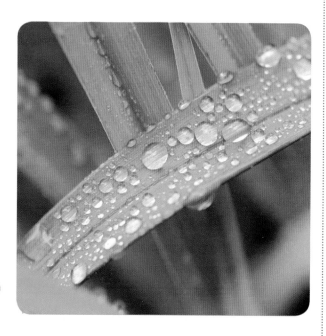

【采收加工】 每天早晨收取。

【气味功能】 味甘，性平，无毒。用以煎煮润肺杀虫的药剂，或把治疗疥癣、虫癞的散剂调成外敷药，可以增强疗效。

【主治用法】 百草头上秋露：用来洗眼，能耳聪明目、轻身，使人肌肤红润有光泽，精力充沛，抗衰老。搽脸，使人容颜健康美丽。

百花上露：令人好颜色。

柏叶上露、菖蒲上露：并能明目，旦旦洗之。

韭叶上露：去白癜风，旦旦涂之。

凌霄花上露：入目损目。

【应　　用】

李时珍说：秋露造酒最香冽。只要是秋露和落在草上的春雨，平素有疮和皮肉损伤的人，接触了，疮和伤口马上就会不痒不痛。疮伤感染后，身体反张如角弓的，马上用硼盐、豆豉和面，放在碗碟里，用火在碗底烧后，炙疮一百次，疮出恶水数升，起初知道痛痒而后就愈合。

腊雪

【基　　源】 本品为腊月收藏的雪花所融化的雪水。

【采收加工】 瓶装密封后放在阴凉处，数十年也不会坏。

【气味功能】 味甘，性冷，无毒。

【主治用法】 治时气温疫、酒后暴热、小儿热狂啼等。也治黄疸，但服时须稍加热。腊雪洗眼，能退眼红；煎茶煮粥，可以解热止渴；涂抹痱子有效。

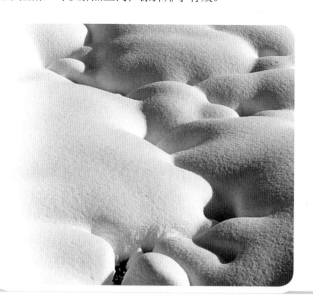

⑤ 冬霜

【基　源】　气温下降形成露，寒冷的清风细细地吹拂后就会变成霜。

【采收加工】　只要是收取霜，都用鸡翅或尾上的长羽毛扫进瓶中，密封后放在阴凉处，很久也不会坏。

【气味功能】　味甘，性寒，无毒。解酒热、解风寒感冒引起的鼻塞和酒后脸红。

【主治用法】　饮冬霜可解酒热，凡酒后面热耳赤者，饮之立消。伤寒鼻塞，饮冬霜亦可通鼻。暑天长痱子及腋下红肿，用冬霜和蚌粉涂敷，有效。寒热疟疾，可秋后霜或冬霜4.5克，热酒送下，亦见效。

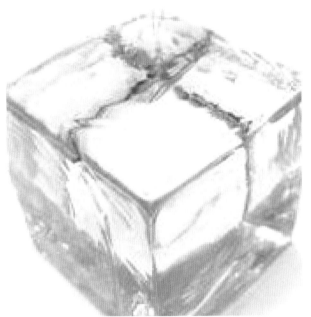

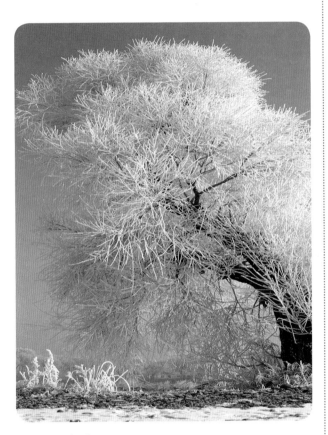

⑤ 夏冰

【性味功能】　味甘，性冷，无毒。去热烦，熨乳石发热发肿，解暑毒和消酒毒。

【主治用法】　伤寒阳毒，热盛昏迷者，用冰一块放在胸部有效。冬天掘冰窖藏冰，以备夏日之用。

【应　用】

灭瘢痕：以冻凌频熨之，良。

⑤ 醴泉

【气味功能】　味甘，性平，无毒。具有中医养生作用。

【主治用法】　主治心腹痛和不能适应邪恶的气候和环境而得的各种病，都适宜在泉边饮水。又可以治愈消渴和反胃吐泻。

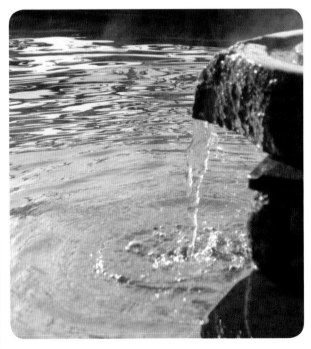

ᖯ 井华水

【气味功能】 味甘，性平，无毒。有安神、镇静、清热、助阴等作用。

【主治用法】 消渴反胃，热痢热淋，小便赤涩，却邪调中，下热气，并宜饮之。射痈肿令散，洗漆疮。治坠损肠出，冷喷其身面，则肠自入也。又解闭口椒毒，下鱼骨哽。解马刀毒。解砒石、乌喙、烧酒、煤炭毒。治热闷昏瞀烦渴。

【应　　用】

1. 衄血不止：叶氏用新汲水，随左右洗足即止，累用有效。一方：用冷水敷面。一方：冷水浸纸贴囟上，以熨斗熨之，立止。一方：用冷水一瓶，淋射顶上及哑门上。或以湿纸贴之。

2. 金疮血出不止：冷水浸之即止。

3. 犬咬血出：以水洗，至血止，绵裹之。

4. 蝎虿螫伤：以水浸故布拓之，暖即易。

5. 中砒石毒：多饮新汲井水，得吐利佳。

6. 中蒙汗毒：饮冷水即安。

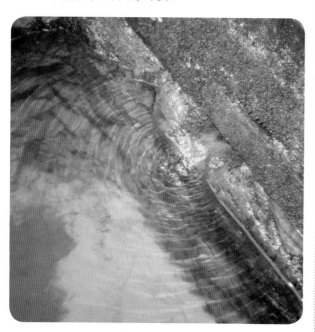

ᖯ 温汤

【气味功能】 味辛，热，微毒。有筋骨挛缩，肌皮顽痹的功能。

【主治用法】 筋骨挛缩，肌皮顽痹，手足不遂，眉发脱落以及各种疥癣等症。温泉多有硫磺的气味，用来

洗浴则侵袭肌肤。只有新安黄山的温泉是朱砂泉，在春天的时候泉水呈微红色，可用来烹茶。朱砂泉水虽是红色但温度并不很高，泉底处可能有雄黄。有砒石的地方亦有温泉，沐浴后可使人中毒。

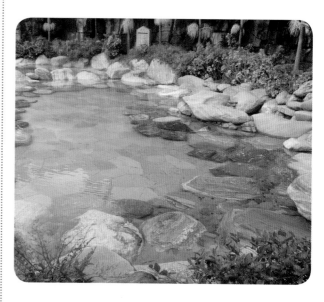

ᖯ 热汤

【基　　源】 热汤，就是白开水，以煮开多次者为好，所以叫百沸汤。纵然生水不好，多煎仍有好处。水沸腾多次，其中污浊之物，或下沉，或上散，水质就好多了。

【气味功能】 味甘，性平，无毒。

【主治用法】 霍乱转筋（以器装汤熨烫患部，又把足底汤热，汤冷须换热），冻疮，痈肿，火眼赤乱，蝎虿咬伤等。

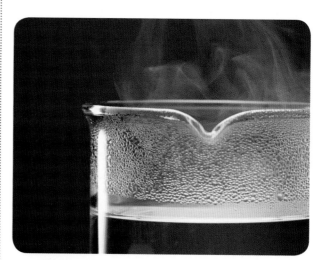

【应　　用】

1. 金疮血出不止：以故布蘸热汤盒之。

2. 代指肿痛：麻沸汤渍之，即安。

3. 痈肿初起：以热汤频沃之，即散也。

4. 冻疮不瘥：热汤洗之。

5. 马汗入疮，肿痛欲死：沸汤温洗，即瘥。

6. 蝎虿螫伤：温汤渍之，数易，至旦愈。

碧海水

【气味功能】　味咸，小温，有小毒。

【主治用法】　煮开后先后洗浴，可去风瘙疥癣。饮一合，吐后可治积食引起的腹胀。

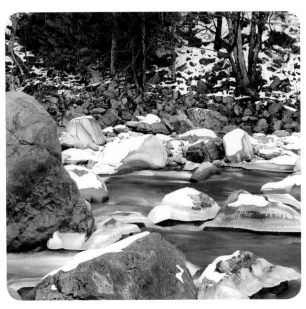

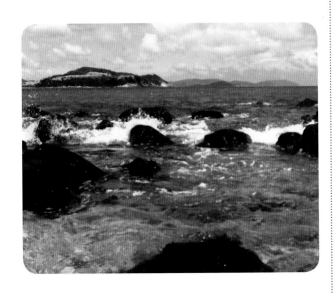

生熟汤

【基　源】　用新汲水、开水合为一盏，和匀，叫生熟汤。现在的人把它叫作阴阳水。

【气味功能】　味甘、咸，无毒。有调中消食的功能。

【主治用法】　凡是因痰疟和有毒的食物，陈列在腹中使人吐泻的即取盐投入生熟汤中，喝1～2升，使其吐痰和积食，便愈。凡是霍乱和呕吐不能进药，病情危急的，先饮数口即使人安定。

山岩泉水

【基　源】　本品为未受污染的山岩矿泉水。

【原形态】　水为无色透明液体。山岩泉水均含微量元素和盐类等杂质。

【生境分布】　全国大部分山区。

【性状鉴别】　本品为透明的澄明液体，无色，有时具有极少量矿物盐沉淀。无异臭，无异味，具有矿泉水的特征性口味。

【性味功能】　味甘，平，无毒。有益五脏、清肺胃、生津止渴、养阴利尿的功能。

【主治用法】　主治消渴，反胃，热痢，淋，小便赤涩，脾胃火邪，口燥口苦等症。饮服，适量。

【注意】　水质，有硫黄味、朱砂色者，均不可饮。

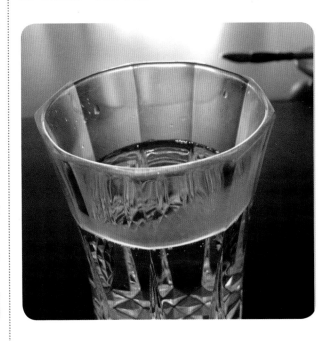

§ 桑柴火

【基　源】　本品为桑科植物桑的木材所烧成的火。

【原 植 物】　落叶灌木或小乔木，高3～15米。树皮灰白色，有条状浅裂；根皮黄棕色或红黄色，纤维性强。单叶互生；叶柄长1～2.5厘米；叶片卵形或宽卵形，长5～20厘米，宽4～10厘米，先端锐尖或渐尖，基部圆形或近心形，边缘有粗锯齿或圆齿，有时有不规则的分裂，上面无毛，有光泽，下面脉上有短毛，腋间有毛，基出脉3条与细脉交织成网状，背面较明显；托叶披针形，早落。花单性，雌雄异株；雌、雄花序均排列成穗状荑荑花序，腋生；雌花序长1～2厘米，被毛，总花梗长5～10毫米；雄花序长1～2.5厘米，下垂，略被细毛；雄花具花被片4，雄蕊4，中央有不育的雌蕊；雌花具花被片4，基部合生，柱头2裂。瘦果，多数密集成一卵圆形或长圆形的聚合果，长1～2.5厘米，初时绿色，成熟后变肉质、黑紫色或红色。种子小。花期4～5月，果期5～6月。

【生境分布】　生于丘陵、山坡、村旁、田野等外，多为人工栽培。分布于全国各地。

【采收加工】　初夏剪取桑枝，晒干。

【主治用法】　痈疽发背不起，瘀肉不腐，及阴疮瘰疬流注，疮顽疮，然火吹灭，日灸二次，未溃拔毒止痛，已溃补接阳气，去腐生肌。凡一切补药诸膏，宜此火煎之。但不可点艾，伤肌。

【应　用】

1. 治水肿，坐卧不得，头面身体悉肿：桑枝烧灰淋汁煮赤小豆，空心食令饱，饥即食尽，不得吃饮。

2. 治因疮而肿者，皆因中水及中风寒所作，其肿入腹则杀人：桑灰淋汁渍，冷复易。

3. 治金疮心痛：桑柴灰研敷疮上。

4. 治白屑：桑灰汁洗头。

046

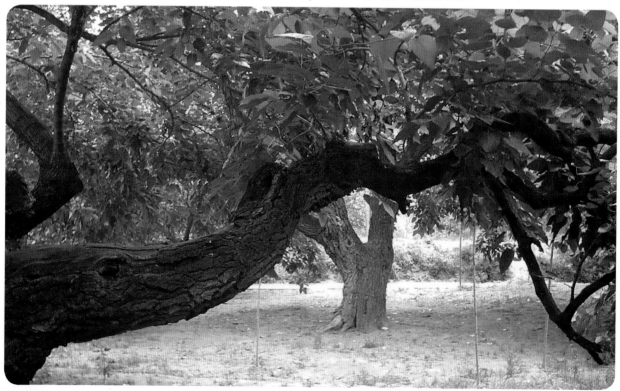

9 艾火

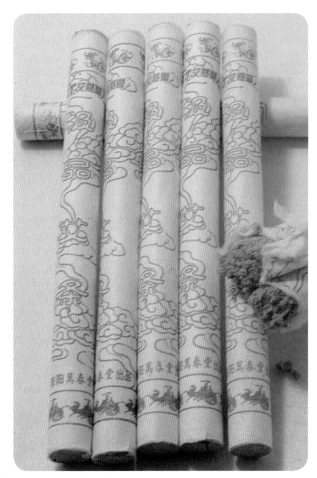

【基　　源】　本品为菊科植物艾的干燥叶所烧成的火。

【原植物】　多年生草本，高 50～120 厘米。全株密被白色茸毛，中部以上或仅上部有开展及斜升的花序枝。叶互生，下部叶在花期枯萎；中部叶卵状三角形或椭圆形，长 6～9 厘米，宽 4～8 厘米，基部急狭或渐狭成短或稍长的柄，或稍扩大而成托叶状；叶片羽状或浅裂，侧裂片约 2 对，常楔形，中裂片又常三，裂片边缘有齿，上面被蛛丝状毛，有白色密或疏腺点，下面被白色或灰色密茸毛；上部叶渐小，三裂或不分裂，无柄。头状花序多数，排列成复总状，长约 3 毫米，直径 2～3 毫米，花后下倾；总苞片形；总苞片 4～5 层，边缘膜质，背面被绵毛；花带红色，多数，外层雌性，内层两性。瘦果常几达 1 毫米，无毛。花期 7～10 月。

【生境分布】　生长于路旁、草地、荒野等处。亦有栽培者。分布黑龙江、吉林、辽宁、河北、山东、安徽、江苏、浙江、广东、广西、江西、湖南、湖北、四川、贵州、云南、陕西、甘肃等地。全国大部分地区多有生产。

【采收加工】　夏季花未开时采摘，除去杂质，晒干。

【性状鉴别】　叶皱缩，破碎，有短柄。完整叶片展平后呈卵状椭圆形，羽状溶裂，裂片椭圆状披针形，边缘有不规则粗锯齿，上表面灰绿色工深黄绿色，有稀疏的柔毛及腺点，下表面密生灰白色绒毛。质柔软。气清香，味苦。以叶厚、色青、背面灰白色、绒毛多、质柔软、香气浓郁者为佳。

【性味功能】　味辛、苦，温；有小毒。有散寒止痛，温经止血的功能。

【主治用法】　用于少腹冷痛，经寒不调，宫冷不孕，吐血，衄血，崩漏经多，妊娠下血；外治皮肤瘙痒。醋艾炭温经止血。用于虚寒性出血。用量：3～9 克。外用适量，供灸治或熏洗用。

【注意】阴虚血热者及宿有失血病者慎用。

⑤ 甘土

【基　源】　本品为黏土岩膨润土。

【原矿物】　膨润土为以蒙脱石为主要组分的黏土。蒙脱石，晶体结构属单斜晶系。常呈隐晶质土状块体，有时为小鳞片状、球粒状。白色，或为浅灰、浅红、浅绿等色。条痕白色。土状光泽。肉眼见不到其一组完全解理。硬度1～2。块体柔软、有滑感。相对密度2～2.7。加水膨胀，体积可增大几倍，并变成糊状物。具很强的吸附力和离子交换能力。

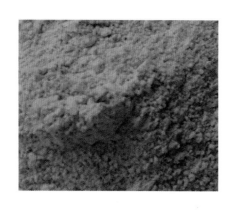

【生境分布】　凝灰岩或其他火山岩在碱性水的作用下蚀变而成。主产于黑龙江、吉林、辽宁、河北、浙江等地。

【性状鉴别】　本品为土块状，白色或灰色，有的因含杂质而染成浅粉红色。不透明；土状光泽。硬度低，指甲可刻划成痕。具强吸水性，舐之有吸力。置水中即膨胀，继而崩散成细粒或粉。具滑腻感。微有土腥气，味淡。以色白、具滑腻感、吸水力强者为佳。

【性味功能】　无毒。有清热解毒的功能。

【主治用法】　主治食物或菌类中毒。内服：适量，温开水调匀，饮服300～500毫升。

⑤ 黄土

【原矿物】　别名：好土，好黄土。一般呈灰黄色。富含钙盐及钙质结核，疏松，有肉眼可见的大孔隙，柱状节理发育。干燥时较坚实，能保持直立陡壁，遇水浸润后易崩解，并发生沉陷。

【生境分布】　为第四纪陆相沉积物。我国西北和华北等地广泛分布。

【性味功能】　味甘，平，无毒。有和中解毒的功能。

【主治用法】　治中暑吐泻，痢疾，痈疽肿毒，跌扑损伤。内服：煎汤，用量30～90克。外用：调敷或炒热布裹温熨，或开水冲化澄清洗涤。

【应　用】

1. 治小儿惊风，遍身都乌者，急推向下：黄土一碗，捣末，入久醋一盅，炒热包定熨之，引下至足，刺破。

2. 目卒无见：黄土搅水中，澄清洗之。

3. 内痔痛肿：朝阳黄土、黄连末、皮硝各一两。用猪胆汁同研如泥，每日旋丸枣大，纳入肛内，过一夜，随大便去之。内服乌梅、黄连二味丸药。

4. 汤火伤灼：醋调黄土，涂之。

5. 蜂蚁叮螫：反手取地上土敷之，或入醋调。

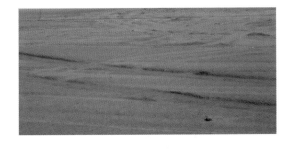

§ 胡燕窠土

【基　源】　本品为燕科动物金腰燕的泥巢。

【原 动 物】　金腰燕，体长 18 厘米左右，体重 21 克左右。雌雄相似。上体背面大都呈金属蓝黑色，头后略杂以栗黄色，腰部栗黄色成腰带状，甚为夺目，故名金腰燕。眼先棕灰色，耳羽暗棕色；眼先上方有一栗色眉纹，与后头同色羽毛相接，下体白色沾棕，密布黑色纵纹，尾羽分叉呈剪刀形。尾下复羽的羽端为辉蓝黑色。眼暗褐；嘴黑脚黑褐色。

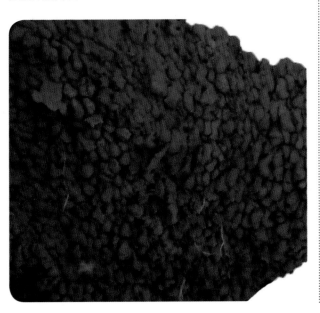

【生境分布】　常栖息于山地村落间。善飞翔，迅速上下，有时停翔在晴空中。每年 4 月开始繁殖，巢营于农舍的横梁或房檐下。以昆虫为食。全国各地均有分布。

【性味功能】　性寒，味咸，无毒。有利水消肿的功能。

【主治用法】　治风瘙瘾疹，浸淫湿疮，白秃，丹毒，口疮。外用：研末调敷或煎水洗浴。

【应　用】

1. 治风瘙隐疹：胡燕窠土，水和敷之。

2. 治黄水肥疮：燕窠土 0.3 克，麝香 0.15 克。研敷之。

3. 治白秃头疮：年久屋下燕窜泥、𧎘螉窠。研末，剃（发）后麻油调搽。

4. 治小儿丹毒：向阳燕窠土，为末，鸡子白和敷。

5. 治口角烂疮：燕窠泥敷之。

6. 治一切疮毒：燕窝泥 30 克，黄柏末 30 克。香油调涂。

049

§ 灶心土

【基　源】　本品为久经柴草熏烧的灶底中心的土块。

【形态特征】　别名：伏龙肝。为久经柴草熏烧的灶心土。本品呈不规则块状，大小不一，表面红褐色。质坚硬，但较砖为松，指划易碎，并有粉末掉下。断面细腻或微有蜂窝小孔。有烟熏气，味淡，尝之有泥土感。

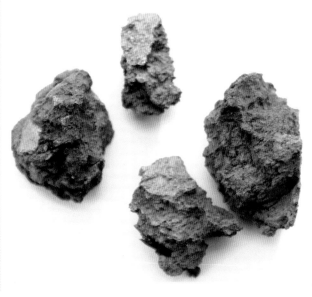

【生境分布】　全国农村均有。

【采收加工】　在拆修柴火灶（或烧柴的窑）时，将烧结的土块取下，用刀削去焦黑部分及杂质即得。全国农村均有。

【性状鉴别】　本品为不规则块状。橙黄色或红褐色。表面有刀削痕。体轻，质较硬，用指甲可刻划成痕，断面细软，色稍深，显颗粒状，并有蜂窝状小孔。具烟熏气，味淡。有吸湿性。以块大整齐、色红褐、断面具蜂窝状小孔、质细软者为佳。

【性味功能】　味辛，性温。有温中止血，止呕，止泻的功能。

【主治用法】　用于妊娠恶阻，胃寒呕吐，腹泻，便血，吐血，血崩，赤白带下，尿血，鼻衄，胎盘滞留，直肠出血。15～30克，布包先煎，煎服；或用60～120克，煎汤代水。

【现代研究】

1. 化学成分　主要由硅酸、氧化铝及氧化铁所组成；此外，尚含氧化钠、氧化钾、氧化镁、氧化钙等。

2. 药理作用　动物实验表明，能减轻洋地黄酊引起的呕吐，有止呕作用。

【应用】

1. 小儿夜啼：伏龙肝末二钱，朱砂一钱，麝香少许。为末，蜜丸绿豆大。每服五丸，桃符汤下。

2. 小儿重舌：釜下土，和苦酒涂之。

3. 重舌肿木：伏龙肝末，牛蒡汁调涂之。

4. 冷热心痛：伏龙肝末，方寸匕，热以水温，冷以酒服。

5. 反胃吐食：灶中土年久者，为末，米饮服三钱，经验。

§　井底泥

【基　源】　本品为淤积在井底的灰黑色泥土。

【性味功能】　味淡、甘，寒。有清热解毒，安胎的功能。

【主治用法】　主治妊娠热病，胎动不安，头风热痛，天泡疮，热疖，烫火烧伤。外用：涂敷。

【应用】

1. 治妊娠得时疫病，令胎不伤：井底泥敷心下。

2. 治头风热痛：井底泥和大黄、芒硝末敷之。

3. 治蝎毒：井底泥涂之，温则易。

§　墨

【基　源】　本品为松烟和入胶汁、香料等加工制成之墨。

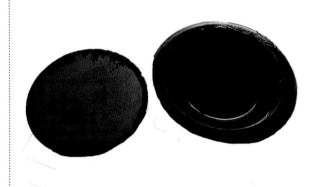

【性状鉴别】　本品通常为长方形或圆柱形块状。黑色，具胶质样光泽；一面印有金字，一面印有山水仙鹤金色图。质坚脆，易砸断，断面不平坦，有光泽。气清香而凉。以色黑、气清香、有裂纹、陈久者为佳。

【性味功能】　味辛，温，无毒。有止血、消肿的功能。

【主治用法】　主治吐血、衄血、崩中漏下、血痢、痈肿发背等。内服：磨汁，用量3～9克，或入丸、散。外用：磨汁涂。

【应用】

1. 吐血不止：金墨磨汁，同莱菔汁饮。或生地黄汁亦可。

2. 衄血不止，眩冒欲死：浓墨汁滴入鼻中。

3. 热病衄血出数升者：取好墨为末，鸡子白丸梧子大。用生地黄汁下 10～20 丸，少顷再服，仍以葱汁磨墨，滴入鼻内，即止。

4. 大小便血：好墨细末 6 克，阿胶化汤调服。热多者尤相宜。

【注意】 热病初起衄血者慎服。

§ 百草霜

【基　源】 本品为杂草经燃烧后附于灶突或烟囱内的烟灰。别名锅底灰、锅烟子，将灶突或烟囱内的黑灰，轻轻刮下，用细筛筛去杂质。

【性状鉴别】 为黑色粉末，或结成小颗粒状，手捻即为细粉。质轻，入水则飘浮分散。无油腻感。无臭，味淡微辛。以乌黑色、质轻细、无杂质者为佳。

【性味功能】 辛，温，无毒。有止血，消化积滞的功能。

【主治用法】 止上下诸血，妇人崩中带下、胎前产后诸病，伤寒阳毒发狂，黄胆，疟痢，噎膈，咽喉口舌一切诸疮。内服：入丸、散，用量 1～4.5 克。外用：研末撒或调敷。

【应　用】

衄血不止：百草霜末吹之，立止也。

齿缝出血：百草霜末掺之，立止。

白秃头疮：百草霜和猪脂涂之。

头疮诸疮：以醋汤洗净，百草霜入腻粉少许，生油调涂，立愈。

【注意】 阴虚火燥，咳嗽肺损者，勿用。

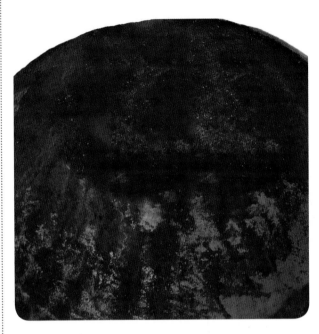

⑤ 金（金箔）

【基　源】　本品为自然金锤成的纸状薄片。

【原矿物】　等轴晶系。晶体呈八面体，但很少见，常见的为颗粒状或树枝状的集合体。颜色金黄。条痕为光亮的金黄色。具极强的金属光泽。不透明。锯齿状断口。硬度2.5～3。比重15.6～18.3（纯金为19.3）。富延展性。有高度的传热及导电性。不溶于酸，能溶于王水。在空气中极稳定。

【生境分布】　自然金通常分为脉金（山金）和砂金两种，脉金分布于石英脉中，砂金分布于冲积层中。我国多数地区有产，其中原生矿床以山东等地著称，砂金矿以金沙江、黑龙江和湖南沅水流域分布最多。

【采收加工】　用黄金加工锤成极薄的纸状薄片即可。

【性状鉴别】　本品通常呈正方形薄片状，夹于面积相同的薄纸层中。淡金黄色。表面平坦，但具微细皱纹。不透明。具强金属光泽。质薄，易漂浮，并易皱折而破裂。气、味皆无。以完整、色亮黄、质菲薄、易漂浮者为佳。

【性味功能】　味辛、苦，性凉。有镇心安神，清热解毒的功能。

【主治用法】　用于惊痫，癫狂，心悸，疮毒。一般入丸、散，内服，或多作丸药挂衣。外用：研粉外撒。

【应　用】

1. 心脏风邪，恍惚狂言，意志不定：金箔200片，腻粉15克，用新小铛子，中先布金箔，逐重用粉隔之，然后下牛乳一小盏，用文火煎至乳尽，金箔如泥，即于火上焙干，研为末，蒸饼和丸如小豆大。每服五丸，食后新汲水下。

2. 风邪发狂：金箔100片，丹砂（研）、龙脑（研）、牛黄（研）、珍珠末、琥珀末、犀角末各15克。上七味，将六味同再研匀。以鼎子一个，铺一重金箔了，掺一重药末，次第铺盖了，用牛乳三升，于鼎上浇之，以慢火煨令乳汁尽成膏为度。每服取皂角子大，薄荷汤化服之。

【注意】　阳虚气陷、下利清冷者忌服。

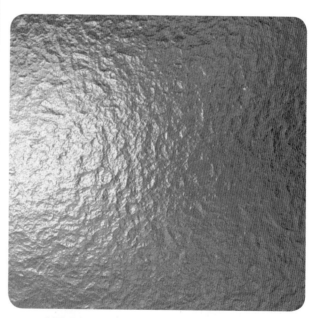

⑤ 银箔

【基　源】　本品为用自然银锤成的纸状薄片。

【原矿物】　别名：白金、鋈。自然银，等轴晶系。

052

晶体呈八面体或六方晶体，惟不多见。通常多成粒状、块状、鳞片状，有时亦成网状、丝状及树枝状等产出。颜色银白，表面常变为棕红黑或灰黑色。条痕银白色，或光亮之铅灰色。光泽金属状。不透明。断口锯齿状。硬度 2.5～3。比重 10.1～11.1。富延展性。有良好的传热及导电性。银在空气中不受氧化，然遇臭氧则生氧化银之薄层；易受硫化氢作用而变成黑色硫化银；不溶于盐酸，能溶于硝酸及热硫酸而生硝酸银及硫酸银。

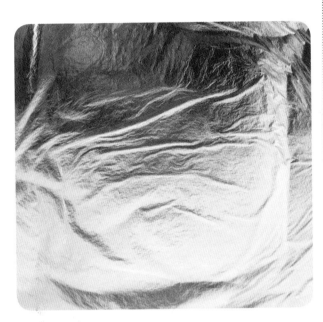

【生境分布】 自然银多形成于低温热液矿床中。在含有机质的方解石脉内也常有自然银密集。此外，外生成因的自然银常见于硫化物矿床氧化带。产于辽宁、青海、浙江、广东、四川、云南等地。

【采收加工】 用白银加工锤成极薄的纸状薄片即可。

【性状鉴别】 本品通常呈正方形薄片状。长宽为 93.3 平方毫米，多夹于面积相同的薄纸层中。银白色。表面平坦，但具微细皱纹。金属光泽；不透明。质菲薄，易漂浮，并易皱折而破裂。气、味皆无。以张完整、色雪白、菲薄者为佳。

【性味功能】 银箔大寒，无毒。银屑辛，平，有毒。生银辛，寒，无毒。有安神、镇惊、定痫的功效。

【主治用法】 治惊痫，癫狂，心悸恍惚，夜不安寐。安入丸、散。一般多作丸药挂衣。

【应　用】

1. 治心虚惊悸，或因忧虑神气不安：茯神（去木）、

人参、甘草（炙，锉）、龙齿各 45 克，升麻、枳壳（去瓤、麸炒）各 30 克，银薄二百片，麦门冬（去心，焙）60 克。上八味捣罗为末，炼蜜和丸，如梧桐子大。每服 15 至 20 丸，米饮下，早晚食后服。（《圣济总录》镇心丸）

2. 治小儿伏热潮发者：银箔十片，续随子 0.3 克（去皮，研），青黛 0.3 克，芦荟 0.3 克（研），胡黄连末 0.3 克，麝香 3 克。上通研匀细，以糯米饭和丸如绿豆大。每服一粒至二粒，煎薄荷汤下，量儿大小加减。（《小儿医方妙选》银箔丹）

【注意】 勿炼粉入药服。

6 自然铜

【基　源】 本品为硫化物类矿物黄铁矿族黄铁矿。

【原矿物】 别名：髓铅，方块铜。在立方体或五角十二面体晶面上有条纹，相邻两个晶面的条纹互相垂直。集合体呈致密块状、浸染状和球状结核体。药用者多为立方体者。浅黄铜色，表面常带黄褐色锈色。条痕绿黑色。强金属光泽。硬度 6～6.5，性脆。相对密度 49～52。无解理，断口参差状。

【生境分布】 见于沉积岩、沉积矿石和煤层中。产于辽宁、河北、江苏、安徽、湖北、四川、云南等地。

【采收加工】 采挖后除去杂质，洗净、干燥、砸碎，或以火煅、醋淬至表面呈黑褐色、光泽消失、酥松为度、晒干、碾粗末。

【性状鉴别】 本品多呈六方体，粒径 0.2～2.5 厘米，有棱，亮淡黄色；条痕绿黑色或棕红色。表面平滑，有时可见细纹理。不透明；具金属光泽。体重，质坚硬而脆，易砸碎，断面黄白色，有金属光泽。无嗅，无味，但烧之具硫黄气。以块整齐、色黄而光亮、断面有金属光泽者为佳。有的自然铜经风化后而成为褐铁矿，呈黄褐色或黑褐色。破碎后碎块仍为黑褐色；有时内部夹有淡黄色块（黄铁矿）。

【炮　制】 取原药材，除去杂质，大者捣碎，洗净，干燥。生品其质坚硬，不便粉碎和煎出；多煅淬入药，很少生用。

【性味功能】 味辛，性平。有散瘀止痛，接骨疗伤的功能。

【主治用法】 用于跌打肿痛，筋骨折伤。用法

用量，煎服，10～15 克。入丸散服；外用研末调敷。3～9 克；外用适量。

【现代研究】

1. 化学成分　本品主要含二硫化铁。还含铜、镍、砷、锑等杂质。

2. 药理作用　本品能促进骨折愈合的作用，表现为骨痂生长快，量多且较成熟，对桡骨骨折愈合有促进作用。

【应　用】

1. 打扑伤：自然铜（研极细，水飞过）、当归、没药各 1.5 克。以酒调频服，仍以手摩痛处。

2. 跌扑骨断：自然铜（煅通红，醋淬七次，放湿土上，月余用）、乳香、没药、当归身、羌活等分。为散，每服 6 克，醇酒调，日再服。骨伤用骨碎补 15 克，酒浸捣绞取汁冲服。

3. 心气刺痛：自然铜火煅醋淬九次，研末，醋调服。

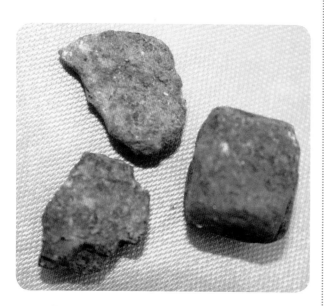

§　铜绿

【基　源】　本品为铜器表面经二氧化碳或醋酸作用后生成的绿色锈衣。

【采收加工】　取铜器久置潮湿处，或用醋喷在铜器上，其表面产生青绿色的铜锈，刮取后，干燥。

【性状鉴别】　纯铜绿为细丝状或小颗粒状的结晶性粉末。翠绿色。体重，质松脆，气微，味微涩。能溶于水及酸，不溶于醚。以色绿、粉末状、无杂质者为佳。

【炮　制】　将铜绿粉或糠青与熟石膏粉，加水适量拌匀，压成扁块，用高粱酒喷之，则表面显出绿色，切成小块，干燥即得。古时，铜绿为铜之锈，可以用醋喷在铜上加速其生成绿色的锈，刮取即得。

【性味功能】　味酸、涩，性平；有毒。有退翳明目，去腐敛疮，杀虫，吐风痰的功能。

【主治用法】　外用治鼻瘜肉，眼睑糜烂，疮疡顽癣。用量 0.9～1.5 克，内服：入丸、散。外用：研末撒或调敷。

【应　用】

1. 眼生肤翳垂珠管：铜青 30 克，细墨 15 克。上二味含研为末，和醋丸如白豆大，每用一丸，以乳汁、新汲水各少许浸化，以铜箸点之。

2. 烂弦风眼：铜青，水调涂碗底，以艾熏干刮下，涂烂处。

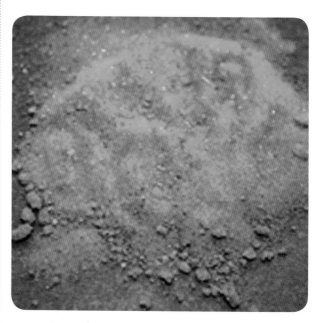

§　铅丹

【基　源】　本品为用铅加工制成的四氧化三铅。

【原矿物】　别名：广丹、黄丹、东丹。为用纯铅经加工制成的四氧化三铅。本品为橙黄色或橙红色的细粉末，质重，用手指搓揉，先有沙性触感，后觉细腻，并使手指染成橙黄色或橙红色。

【生境分布】　分布于河南、广东、福建、湖南、云南等地。

【采收加工】　将纯铅放在铁锅中加热，炒动，利用空气使之氧化，然后放在石臼中研成粉末。用水漂洗，将粗细粉末分开，漂出之细粉，再经氧化 24 小时，研成细粉过筛即得。

【性状鉴别】　本品为橙红色或橙黄色粉末。不透明；土状光泽。体重，质细腻，易吸湿结块，手触之染指。无臭，无味。以色橙红、细腻润滑、遇水不结块者为佳。

【性味功能】 味辛，性微寒；有毒。外用拔毒生肌，内服坠痰截疟。

【主治用法】 用于各种疮疖，黄水湿疹，溃疡久不收口，毒蛇咬伤，疟疾，惊痫癫狂。内服，每次0.3～0.6克，入丸、散，或研末冲服。外用：适量，研末撒、调敷；或熬膏贴敷。

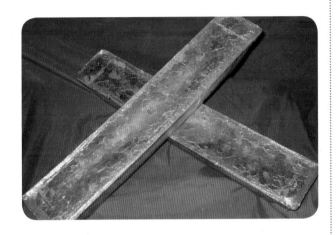

【现代研究】

1. 化学成分 主要成分为四氧化三铅。

2. 药理作用 能直接杀灭细菌、寄生虫，并有抑制黏膜分泌作用。铅为多亲和性毒物，作用于全身各个系统，主要损害神经、造血、消化及心血管系统。铅的中毒量为0.04克，可溶性铅盐（如醋酸铅）的致死量为20克，而微溶性铅盐（如碳酸铅）的致死量为30克。口服每日少于2毫克，连服数周后，将会出现慢性中毒。

【应 用】

1. 皮肤皲裂：用黄丹不拘多少，加入醋中磨成糊状，涂擦患处，每日3次，连用1周。

2. 小儿鹅口疮：先用干净纱布蘸二道淘米水洗口，再用纱布蘸铅丹少许，轻擦患处，每日2～3次，连用2～4日。

3. 湿疹皮炎：以黄丹、铅粉、密陀僧分别制成3种不同的霜剂外用，每日3次，连用2～12周。

【注意】不宜过量或持续服用，以防蓄积中毒。孕妇及寒性吐逆者忌用。

6 锡

【基 源】 本品为由氧化物类金红石族矿物锡石中炼出的锡。晶体结构属四方晶系。

【原矿物】 别名白锡、镴、白镴、贺。晶体常呈粒柱状，偶见四方柱及四方双锥面，或为板状，且有膝状双晶出现。颜色从褐色到褐黑色不等，偶有红、灰、白色，裂隙处颜色较浅。条痕为淡黄、褐黄或黄灰色。新鲜断面呈金刚光泽，晶面则为油脂状、沥青状光泽。不透明。解理不完全。断口不平坦或呈次贝壳状。硬度6～7。相对密度6.8～7.1。

【生境分布】 分布于气成热液矿床。产于湖南、广东、广西、云南等地。

【性状鉴别】 本品为块状、粒状或片状。银白色；条痕亮银白色。不透明；具强金属光泽。体重，质软，有延性和展性；易切断。气微，味淡。以银白色、光亮者为佳。本品易溶于盐酸和王水、渐溶于冷的稀盐酸、稀硝酸和热的稀硫酸。

【性味功能】 甘，寒，有毒。有清热解毒、祛腐生肌的功能。

【主治用法】 主疗疮肿毒、杨梅毒疮、恶毒风疮。外用：少许，研末调敷。

【应 用】

1. 用锡器在粗石上磨水，取水服，可解砒霜毒。

2. 用铅、锡各7.5克，加结砂和蜈蚣二条，共研为末，卷入纸内成捻子，放入油中浸一夜。点灯照杨梅疮，每日两次，7日见效。

【注意】本品有毒，不宜内服。同时避免用酒浸泡。

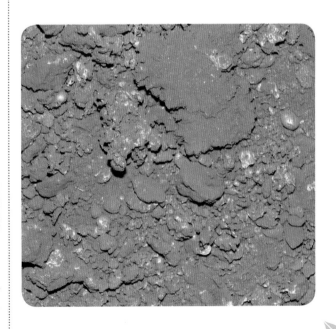

055

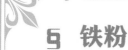

铁粉

【基　源】　本品为生铁或钢铁飞炼或水飞而得的细粉。

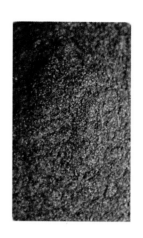

【原矿物】　在自然界，游离态的铁只能从陨石中找到，分布在地壳中的铁都以化合物的状态存在。铁的主要矿石有：赤铁矿，含铁量在50%～60%之间；磁铁矿，含铁量60%以上，有磁性，此外还有褐铁矿、菱铁矿和黄铁矿，它们的含铁量低一些，但比较容易冶炼。

【生境分布】　铁是地球上分布最广的金属之一。约占地壳质量的5.1%，中国的铁矿资源非常丰富，著名的产地有湖北大冶、东北鞍山等。

【采收加工】　为钢铁飞炼的粉末；或系生铁打碎成粉，用水漂出的细粉。

【性状鉴别】　本品为细粉末，铁灰色至铁黑色。不透明；具金属光泽。体重。气、味皆无。以粉细、无锈、有金属光泽者为佳。

【性味功能】　味咸，平，无毒。有安心神、坚骨髓、润肌肤的功能。

【主治用法】　治惊痫，发狂，脚气冲心，疔疮。煎汤，用量15～30克；或入散剂。外用：调敷。

【现代研究】

1. 化学成分　由钢铁飞炼而成者，主要含四氧化三铁；由生铁打碎而成者，主要含金属铁，及少量的C、P、Si等杂质。

2. 药理作用　暂无。

【应　用】

1. 治惊痫发热：铁粉，水调少许服之。

2. 治疗疮：铁粉30克，蔓青根30克。捣如泥封之，日二换。

3. 治风热脱肛：铁粉研，同白蔹末敷上，按入。

【注意】脾胃虚弱者慎服。

玉

【基　源】　为硅酸盐类、角闪石族矿物透闪石的隐晶质亚种软玉，或蛇纹石族矿物蛇纹石的隐晶质亚种岫玉。

【原矿物】　别名：玉英、白玉、玄真、纯阳主、赤玉。

1. 软玉　为粒径在0.01～0.001毫米或更小的针状、纤维状、毛发状个体交织排列呈毛毡状结构。纯镁质者块体白色，或带绿色调（含FeO≤1%）；条痕白色。近透明到半透明，玻璃状至脂肪状光泽。肉眼见不到解理，断口不平坦。硬度6～6.5。相对密度2.90～3.02或3.0～3.2（随色调及共存矿物不同而稍有变化）。韧性强，不易打碎。

2. 岫玉　为蛇纹石的隐晶质致密体块状集合体。一般呈绿色，淡绿色，也有呈白色、淡黄色。油脂光泽或蜡状光泽。硬度2.5～3.5，相对密度2.2～2.6。

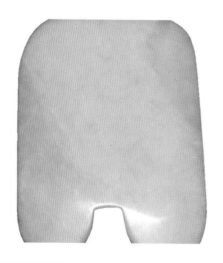

【生境分布】　玉的产状主要有矿坑中的山料（多无外皮；即所谓玉英）、溪谷中的山流水（这一玉料名称类似于药学名称玉泉，多呈棱角状），及经过反复冲刷、搬运磨蚀的籽料（多无棱角而包有外皮；即璞）。产于新疆、吉林、辽宁、中国台湾等地。

【性状鉴别】　软玉：为不规则致密块状。白色、淡灰白色，有的微带淡绿色调；条痕白色。蜡状光泽，有的具丝绢光泽。体较重，质细腻坚硬，用小刀不易刻划成痕，砸碎后，断面呈刺状小片。气无，味无。以质坚硬、色白、元瑕、滋润者为佳。）岫玉：为不规则块状。淡绿色；条痕白色。半透明；油脂光泽，手触之具有滑腻感。硬度较低，用小刀可刻划成痕。以质较硬、色淡绿、无瑕、油脂光泽者为佳。

【性味功能】 甘，平，无毒。润肺清胃、除烦止渴，镇心、明目。

【主治用法】 主喘息烦满、消渴、惊悸、目翳、丹毒。内服：煎汤，用量30～50克；或入丸剂。外用：适量，研末调敷；或点目。

【注意】脾胃虚弱者慎服；不可久服，不宜研末服。

§ 玉屑

【基　源】 本品为矿物软玉的碎粒。

【原矿物】 别名：玉泉、玄真、玉英、玉札等。为致密或细粒的块状。白色至淡绿色，微透明至不透明。断口呈多片状，具灿烂之玻璃状或蜡状光泽。由角闪石或阳起石变质而成。

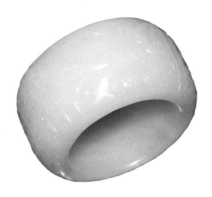

【性味功能】 味甘，平，无毒。润心肺，清胃热。

【主治用法】 治喘息烦满，消渴。外用去目翳。内服：煎汤或入丸。外用：研末调敷。

【应　用】

1. 治小儿惊啼：白玉7.5克，寒水石15克。为末，水调涂心下。

2. 治瘰癧，往来疼痛及心下不可忍者，不拘大人小儿：白玉、赤玉等分。为末，糊丸梧子大。每服30丸，姜汤下。

§ 玛瑙

【基　源】 本品为矿物石英的隐晶质变种之一。

【原矿物】 三方晶系。常呈致密块状而形成各种构造，如乳房状、葡萄状、结核状等，常见的为同心圆构造。颜色不一，视其所含杂质种类及多寡而定，通常呈条带状、同心环状、云雾状或树枝状分布，以白色、灰色、棕色和红棕色为最常见，黑色、蓝色及其他颜色亦有。条痕白色或近白色。蜡样光泽，半透明至透明。断口贝壳状。硬度6.5～7。比重2.6～2.7。

【生境分布】 各种颜色的二氧化硅胶体溶液所形成，充填于岩石的裂隙或洞穴内。产于河南、湖北、安徽、江苏、陕西、甘肃、四川、云南、浙江、台湾、新疆、辽宁等地。

【性状鉴别】 呈不规则块状，近扁圆形、圆柱形（为加工工艺品的多余部分）。红色、橙红色至深红色及乳白色、灰白色。条痕白色。透明至半透明。表面平坦光滑玻璃光泽；有的较凹凸不平，蜡状光泽。体轻，质硬而脆，易击碎，断面可见到以受力点为圆心的同心圆波纹，似贝壳状。具锋利棱角，可刻划玻璃并留下划痕。无臭，味淡。迅速磨擦不易热。以质坚、色红、透明者为佳。

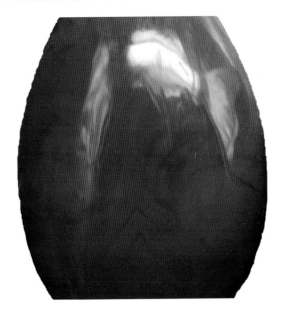

【性味功能】 味辛，寒，无毒。清热解毒、除障明目。

【主治用法】 主治目生障翳，目睑赤烂。外用：适量，砸碎，研为细粉；或水飞用。

【化学成分】 主要成分为二氧化硅组成，中间又夹杂多种金属（不同价态的铁、锰等）氧化物或氢氧化物。

§ 珊瑚

【基　源】 本品为矶花科动物桃色珊瑚等珊瑚虫所分泌的石灰质骨骼。

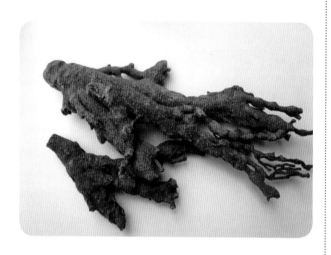

【原形态】 桃色珊瑚为水生群栖腔肠动物，群体呈树枝状。分枝扩展如扇，分歧甚细，其表面生有多数水螅体，称为珊瑚虫；虫体呈半球状，上有羽状的触手8条，触手中央有口，虫体能分泌石灰质而形成骨骼，即通常所称的"珊瑚"。骨骼的表面红色，莹润。中轴白色。质坚硬，很美观。

【生境分布】 着生于海底岩礁上。分布于福建、台湾、海南西沙群岛等地。

【采收加工】 用网垂入海底，将珊瑚拉入网内或挂网上，然后取出，拣净杂物即得。药用珊瑚多为工艺制品残余的碎块。研粉生用。

【性状鉴别】 日本红珊瑚呈断碎的树枝状或短棒状，长1～1.5厘米，直径2～6厘米。表面红色而油润，部分呈黄色，具瓷样光泽，并有明显的细密纵沟，有的可见散在的小突起和小孔。质坚硬不易折断，断面中心部多呈黄色，粗大者呈空心筒状，细小者平坦无孔。气味均无。

【性味功能】 味甘，性平。有安神镇惊，去翳明

目的功能。

【主治用法】 用于惊风，癫痫，角膜云翳。用量0.3～0.6克，研粉内服，或入丸、散。外用：适量，研粉点眼，吹鼻。

【现代研究】

1. 化学成分　含碳酸钙等。

2. 药理作用　碳酸钙内服可中和胃酸，可明显缓解胃及十二指肠溃疡引起的反酸、腹胀等上腹部不适感。

【应　用】

1. 小儿眼有障翳：珊瑚细研如粉，每点时，取如黍米大，纳在翳上，第二日再点之。

2. 去肤翳：珊瑚、贝子、真珠、琥珀、石蟹，为极细末，点入目中。

3. 心神昏冒，惊痫卒倒，或怔忡烦乱：大红珊瑚、琥珀、真珠（研极细）各3克，人参、白术、当归、胆星各9克（共研末），和珊瑚等末，每服3克，灯心汤调下。

§ 白石英

【基　源】 本品为氧化物类矿物石英的矿石。

【原矿物】 三方晶系。晶体呈六方柱状，柱体晶面上有水平的条纹，也常呈晶簇状、粒状等集合体产出。颜色为无色或白色，由于所含杂质关系，晶体常呈各种不同的颜色，以浅红、烟色、紫色等为常见。条痕白色。结晶体显玻璃光泽，块状体呈油状光泽，光泽强度不一。透明至半透明，也有不透明者。断口贝壳状，或不平坦状参差状。硬度7。比重2.65。性脆。具焦热电性及压电性。

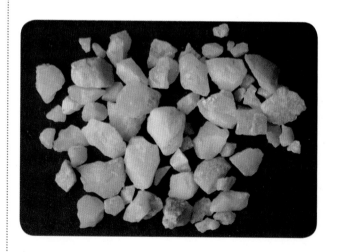

【生境分布】 完整的晶体产于岩石晶洞中，块状的常产于热液矿脉中；也是花岗岩、片麻岩、砂岩等各种

岩石的重要组成部分。产江苏、广东、湖北、福建、陕西等地。

【采收加工】 采得后，拣选纯白的石英。洗净，晒干，砸碎。火煅醋淬七次，水飞用。

【性状鉴别】 本品为六方柱状或粗粒状集合体，呈不规则块状，多具棱角而锋利。白色或淡灰白色；条痕白色。表面不平坦，半透明至不透明，具脂肪样光泽。体重，质坚硬，可刻划玻璃成划痕；砸碎后，断面不平坦。气微，味淡。以色白、明洁、无杂色、杂质者为佳。

【性味功能】 味甘，辛，性温；无毒。有温肺肾，安心神，利小便的功能。

【主治用法】 主治肺寒咳喘，阳痿，消渴，心神不安，惊悸善忘，小便不利，黄疸，风寒湿痹。内服：煎汤，用量9～15克；或入丸、散。

【应　用】

1. 形寒饮冷，肺气冲逆，作咳作喘，或为哮呛，或为冷怯：白石英60克，日煎防饮，一月平复。

2. 治肾腋阳气衰微，津源不能上济于华池，频作渴者：白石英120克，煎汤饮。或加枸杞子60克同煎。

3. 治心脏不安，惊悸善忘，上膈风热化痰：白石英30克，朱砂30克。同研为散。每服1.5克，食后夜卧，金、银汤调下。

【注意】 久服多服则元气下陷。

§ 紫石英

【基　源】 本品为氟化物类矿物氟化钙（CaF_2）的天然矿石。

【原矿物】 别名：煅紫石英。萤石晶体呈立方体、八面体、十二面体；集合体常呈致密粒状块体出现。颜色很少是无色透明的，大部分被染成各种颜色，如黄、浅绿、浅蓝、紫色及紫黑色等，以浅绿、紫色和紫黑色者为最常见，其色可因加热、压力、X射线、紫外线等而改变，加热时能失去色彩，而受X射线照射后，又恢复原色。条痕白色。玻璃光泽。透明至微透明。解理依八面体。断面呈贝壳状。硬度4，比重3.18。加热后显萤光。

【生境分布】 形成于热液矿床中，或伟晶气液作用形成的矿脉中。有时也大量出现于铅锌硫化物矿床中。主要分布于热液脉中。分布于甘肃、山西、湖北、江苏、广东、福建、贵州等地。

【采收加工】 全年可采，采得后，拣选紫色的入药，去净泥土杂质。火煅醋淬2次，晾干粉碎用。

【性状鉴别】 本品为块状或粒状集合体，呈不规则块状，帷棱角。紫色或绿色，深浅不匀；条痕白色。半透明至透明，玻璃样光泽。表面不平滑，常有裂纹。质坚脆，易击碎。无臭，味淡。以色紫、质坚、具玻璃光泽、无杂石者为佳。

【炮　制】 紫石英除去杂石，砸成碎块。

【性味功能】 味甘，性温。有镇心定惊，温肺平喘，温肾暖宫的功能。

【主治用法】 用于失眠多梦，心悸易惊，肺虚咳喘，宫寒不孕。用量9～15克，入汤剂宜先煎。

【现代研究】

1. 化学成分　主含氟化钙CaF_2。纯品中钙约占51.2%，氟占48.8%，但常夹杂有微量的氧化铁Fe_2O_3。并夹有镉、铬、铜、锰、镍、铅、锌、钇、铈；偶杂有铀等元素。

2. 药理作用　有镇静和安神作用。

【应　用】

1. 肾阳亏虚，宫冷不孕，崩漏带下：与熟地、当归、香附、川芎、白术等配伍。

2. 心悸怔忡，虚烦失眠：与柏子仁、酸枣仁、当归等同用。

3. 心经痰热，惊痫抽搐：与寒水石、龙骨、大黄等同用，如风引汤。

【注意】 阴虚火旺而不能摄精之不孕症及肺热气喘者忌用。

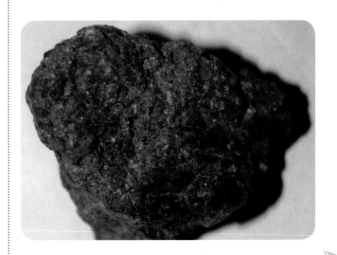

9 朱砂

【基　源】　本品为三方晶系硫化物类矿物辰砂族辰砂，主含硫化汞（H_2S）。

【原矿物】　别名：辰砂、丹砂、朱宝砂、飞朱砂。为二方晶系辰砂的矿石，以天然辰砂为主，含极少量的其他矿物。除在晶洞中呈晶簇状的结晶集合体外，主要在灰岩、白云岩中与方解石或白云石连生。人工朱砂比天然辰砂纯净，但仍含较多混入物。朱砂为粒状或块状集合体，呈粒状或片状。鲜红色或黯黑色。具光泽，半透明。质重而脆，硬度2～2.5，比重8.09～8.20，条痕红色至褐红色。无臭、无味。其中呈细小颗粒状、色红明亮，触之不染手者，习称"朱宝砂"；呈不规则板片状、斜方形或长条形，大小厚薄不一，边缘不整齐，色红而鲜艳，光亮如镜面而微透明，质较松脆者，习称"镜面砂"。其中质稍松，色鲜红者，称"红镜"；体较坚，颜色发暗者，称"青镜"；块较大，方圆形或多角形，颜色发暗或呈灰褐色，质重而坚，不易碎者，习称"豆瓣砂"。

【生境分布】　分布于湖南、贵州、四川、云南等地，以湖南沅陵（古称辰州）产者质量最佳，奉为道地正品。

【采收加工】　随时开采，采挖后，选取纯净者，用磁铁吸净含铁的杂质，再用水淘去杂石和泥沙，研细或水飞、晒干装瓶备用。

【性状鉴别】　本品为粒状或块状集合体。呈颗粒状或块片状。鲜红色或暗红色，有时带有铅灰色的锈色；条痕红色至褐红色；手触之不染指。不透明或半透明。体重，片状者质脆，易破碎；块状者质较坚硬，不易破碎；粉末状者有闪烁光泽。气味皆无。以色鲜红、有光泽、半透明、体重、质脆、无杂质者为佳。

【性味功能】　味甘，性寒；有毒。有镇心安神，清热解毒的功能。

【主治用法】　用于心悸易惊，失眠多梦，癫痫发狂，小儿惊风，视物昏花，口疮，喉痹，疮疡肿毒。用量0.1～0.5克，多入丸散服，不宜入煎剂。外用适量。本品有毒，不宜大量服用，也不宜少量久服，肝肾功能不全者禁服。

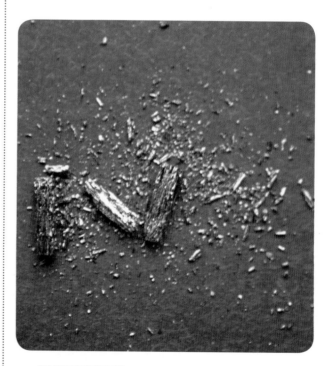

【现代研究】

1. 化学成分　朱砂主要成分为硫化汞，含汞量85.41%，但常混有雄黄、磷灰石、沥青等杂质。

2. 药理作用　朱砂有无镇静催眠作用，认识不甚一致。因本品具有相当毒性，镇静作用又未能完全肯定，因此有人认为朱砂作内服药用的实用价值和潜在毒性，应重新考虑。有解毒、防腐作用。外用能抑杀皮肤细菌和寄生虫等。朱砂为汞的化合物。汞与蛋白质中的巯基有特别的亲合力，高浓度时，可抑制多种酶的活动。进入体内的汞，主要分布在肝肾，从而引起肝肾损害，并可透过血脑屏障，直接损害中枢神经系统。

【应　用】

1. 病毒性心肌炎：朱砂、黄芪、丹参、川连、五味子、麦冬、茯苓、甘草、生地、当归各适量，每日1剂，15日为1个疗程，并随证加减。

2. 神经性呕吐：朱砂30克，法半夏15克，丁香、生甘草各6克，冰片0.6克，制成散剂，每服3克，每日2次。

【注意】　本品有毒，内服不可过量或持续服用，以防汞中毒；忌火煅，火煅则析出水银，有剧毒。肝肾功能不正常者，慎用朱砂，以免加重病情。

၅ 轻粉

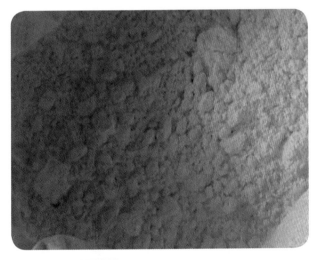

【基　源】　本品为粗制氯化亚汞结晶。

【原矿物】　别名：水银粉，汞粉，峭粉，腻粉，银粉。片状结晶。本品为水银、明矾、食盐等用升华法制成的汞化合物。避光密闭保存。研细末用。

【生境分布】　产湖北、河北、湖南、云南等地。

【采收加工】　将硫酸汞15份与汞10份混合，使成为硫酸亚汞。加食盐3份，混合均匀，升华即得。升华物呈结晶状，与中药传统方法制得者相似，多供外用。

【性状鉴别】　白色有光泽的鳞片状或雪花状结晶，

或结晶性粉末；遇光颜色缓缓变暗。无臭，几乎无味。

【炮　制】　除去杂质，研细粉，过80目筛。

【性味功能】　味辛，性寒；有毒。外用杀虫，攻毒，敛疮；内服祛痰消积，逐水通便。

【主治用法】　外治用于疥疮，顽癣，臁疮，梅毒，疮疡，湿疹；内服用于痰涎积滞，水肿膨胀，二便不利。用法用量，外用适量，研末掺敷患处；内服每次0.1～0.2克，一日1～2次，多入丸剂或装胶囊服，服后漱口。

【现代研究】

1. 化学成分　主要含氯化亚汞。

2. 药理作用　轻粉外用有杀菌作用，内服适量能制止肠内异常发酵，并能通利大便。

【应　用】

1. 生肌收口：轻粉、乳香、没药、阿魏、白蜡、雄黄、龙骨、珍珠、儿茶、麝香各15克。香油120克，烛油15克，黄蜡45克，熬至滴水不散，离火入炒铅粉90克。再入轻粉、乳香、没药、阿魏、白蜡、雄黄、龙骨、珍珠各15克，儿茶18克，搅匀远火，再入麝香15克，成膏听用。

2. 面部瘢：轻粉、白附子、炒黄芩、白芷、防风各等分。上为细末，炼蜜为丸，洗面后擦面部。

3. 发背已成，瘀肉不腐作脓，及疮内有脓而外不穿溃者：轻粉、蓖麻仁各9克，血竭6克，巴豆仁15克，樟脑3克，金顶砒1.5克，干螺狮肉2个。上为末，麻油调擦顽硬肉上。

၅ 雄黄

【基　源】　本品为硫化物类矿物雄黄族雄黄，主含二硫化二砷。采挖后，除去杂质。或由低品位矿石浮选生产的精矿粉。

【原矿物】　别名：石黄，鸡冠石，黄金石。单斜晶系，单晶体呈细小的柱状、针状，但少见；通常为致密粒状或土状块体。桔红色，条痕呈浅桔红色。金刚光泽，断口为树脂光泽。硬度1.5～2，密度3.5～3.6克／立方厘米。性脆，熔点低。用炭火加热，会冒出有大蒜臭味的白烟。置于阳光下曝晒，会变为黄色的雌黄（As_2S_3）和砷华，不溶于水和盐酸，可溶于硝酸，溶液呈黄色。

【生境分布】　分布于贵州、湖南、湖北、甘肃、云南、四川、安徽、陕西、广西等地。主要见于低温热液矿床中，亦见于温泉沉积物和硫质喷气孔的沉积物中；外生成因者较少。

【采收加工】 全年可采，雄黄在矿中质软如泥，见空气即变坚硬，可用竹刀取其熟透部分，除去杂质泥土，精选后碾细，生用。

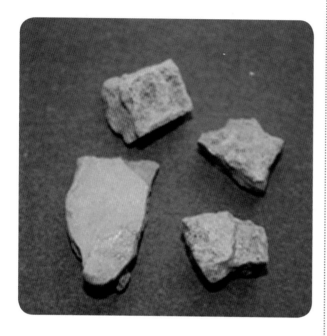

【性状鉴别】 本品为块状或粒状集合体，呈不规则块状。深红色或橙红色，条痕淡橘红色，晶面有金刚石样光泽。质脆，易碎，断面具树脂样光泽。微有特异的臭气，味淡。精矿粉为粉末状或粉末集合体，质松脆，手捏即成粉，橙黄色，无光泽。

【炮 制】 取雄黄照水飞法水飞，晾干。取粉末适量，照二硫化二砷检查项下的方法检查，应符合规定。

【性味功能】 味辛，性温；有毒。有解毒杀虫，燥湿祛痰，截疟的功能。

【主治用法】 用于痈肿疔疮，蛇虫咬伤，虫积腹痛，惊痫，疟疾。用法用量，0.05～0.1克，入丸散用。外用适量，熏涂患处。

【现代研究】

1. 化学成分 含二硫化二砷，成分较固定，一般含杂质较少。

2. 药理作用 有抗肿瘤作用，能抑制移植性小鼠肉瘤 S-180 的生长，并对细胞有腐蚀作用；对神经有镇痉、止痛作用；体内外均有杀虫作用；水浸剂对金黄色葡萄球菌、人体结核杆菌、变形杆菌、绿脓球菌及多种皮肤真菌均有不同程度的抑制作用；肠道吸收后能引起吐、泻、眩晕甚至惊厥，慢性中毒能损害肝、肾的生理功能。

9 雌黄

【基 源】 为硫化物类矿物雌黄的矿石。

【原矿物】 单斜晶系。晶体常呈柱状，往往带有弯曲的晶面，集合体则呈杆状、块状、鸡冠状。柠檬黄色，有时微带浅褐色。条痕与矿物本色相同，惟色彩更为鲜明。光泽视方向不同而变化，由金刚光泽至脂肪光泽，新鲜断面呈强烈的珍珠光泽。半透明。解理完全。硬度1.5～2。比重3.4～3.5。具柔性，薄片能弯曲，但无弹性。

【生境分布】 产于低温热液矿床中，温泉及火山附近也有存在，形成条件完全与雄黄相似，并且与雄黄辉锦矿等密切共生。主产于甘肃、湖北、湖南、四川、贵州、云南等地。

【采收加工】 采挖后，除去杂石、泥土。研成粉末。

【性状鉴别】 本品为粒状、鳞片状或土状集合体。呈不规则块状。黄色，有时因混有雄黄呈橙黄色；表面常覆有一层黄色粉末；条痕柠檬黄色；微有光泽；半透明；用指甲可刻面成痕。体较重，质脆易碎，断面呈树脂样光泽。手摸之较光滑，染指。含杂质物则呈灰绿色，不透明，无光泽。具蒜样臭气。以块大、色黄、半透明、有树脂光泽、质脆者为佳。

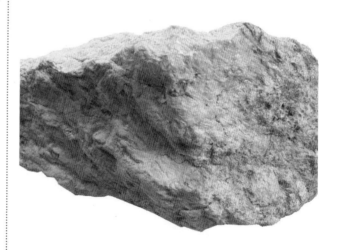

【性味功能】 味辛，平，有毒。有燥湿，杀虫，解毒的功能。

【主治用法】 主治疥癣，恶疮，蛇虫咬伤，癫痫，寒痰咳喘，虫积腹痛。外用：研末调敷。内服：入丸、散。

【应　用】

1. 治中皮顽癣：雌黄末，入轻粉，和猪膏敷之。

2. 治乌癞疮：雌黄，不限多少。细研如粉，以醋并鸡子黄和令匀。涂于疮上，干即更涂。

【注意】　阴亏血虚及孕妇忌服。

§ 石膏

【基　源】　本品为硫酸盐类矿物硬石膏族石膏。

【原矿物】　别名：细石、软石膏、寒水石、白虎。斜方柱晶类。晶体常依发育成板状，亦有呈粒状。晶面和常具纵纹；有时呈扁豆状。集合体多呈致密粒状或纤维状。细晶粒状块状称之为雪花石膏；纤维状集合体称为纤维石膏。少见由扁豆状晶体形成的似玫瑰花状集合体。亦有土状、片状集合体。

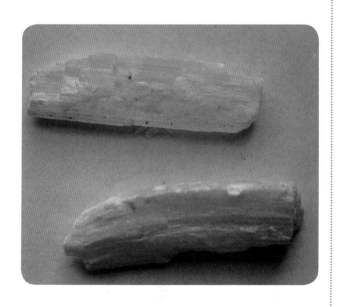

【生境分布】　常产于海湾盐湖和内陆湖泊形成的沉积岩中。产于湖北、安徽、河南、山东、四川、湖南、广西、广东、云南、新疆等地。

【采收加工】　全年可采，挖出后，去净泥土及杂石，研细生用或煅用。

【性状鉴别】　本品为长块状或不规则形纤维状的结晶集合体，大小不一。全体白色至灰白色。大块者上下二面平坦，无光泽及纹理。体重质松，易分成小块，纵断面具纤维状纹理，并有绢丝样光泽。无臭，味淡。以块大色白、质松、纤维状、无杂石者为佳。烧之，染火焰为淡

红黄色，能熔成白色磁状的碱性小球。烧至120℃时失去部分结晶水即成白色粉末状或块状的嫩石膏。

【炮　制】　生石膏：去净杂石，洗净泥土，打碎成小块。煅石膏：取净石膏块，置坩埚内，在无烟炉火中煅至酥松状，取出，放凉，碾碎。

【性味功能】　味辛、甘，性寒。生用：清热泻火，除烦止渴；煅用：敛疮生肌，收湿止血。

【主治用法】　用于治热病壮热不退，心烦神昏，中暑自汗，胃火头痛、牙痛，口舌生疮。外治痈疽疮疡，溃不收口，汤火烫伤。用法用量，生石膏煎服，15～60克，宜先煎。煅石膏适量外用，研末撒敷患处。

§ 滑石

【基　源】　本品为硅酸盐类矿物滑石族滑石，主要含水硅酸镁。

【原矿物】　别名：画石、液石、脱石。滑石是一种常见的硅酸盐矿物，一般呈块状、叶片状、纤维状或放射状，颜色为白色、灰白色，并且会因含有其他杂质而带各种颜色。

【采收加工】　采挖后，除去泥沙及杂石，洗净，砸成碎块，粉碎成细粉，或照水飞法水飞，晾干。

【性状鉴别】　本品多为块状集合体。呈不规则的块状。白色、黄白色或淡蓝灰色，有蜡样光泽。质软细腻，手摸有滑润感，无吸湿性，置水中不崩散。无臭，无味。

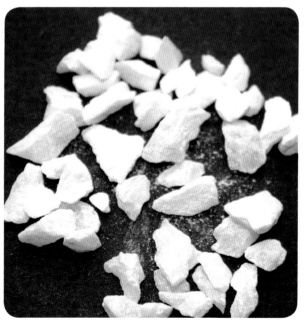

【炮　制】　除去杂石，洗净，砸成碎块，粉碎成细粉，或照水飞法水飞，晾干。

【性味功能】　味甘、淡，性寒。有利尿通淋，清热解暑，祛湿敛疮的功能。

【主治用法】　用于热淋，石淋，尿热涩痛，暑湿烦渴，湿热水泻；外治湿疹，湿疮，痱子。用法用量10～20克。外用适量。

【现代研究】

1. 化学成分　本品含硅酸镁、氧化铝，带有黏土、石灰、铁等。

2. 药理作用　本品有吸附和收敛作用，内服能保护肠壁；体外有抗菌作用。

滑石粉

【基　源】　本品为硅酸盐类矿物滑石的块状体。

【原矿物】　同滑石。

【生境分布】　产江西、山东、江苏、陕西、山西、河北、福建、浙江、广东、广西、辽宁等地。

【采收加工】　采得后，去净泥土、杂石。或将滑石块刮净，用粉碎机粉碎，过细筛后即成滑石粉。

【性状鉴别】　呈扁平形、斜方形或不规则块状，大小不一。全体白色、淡青色或黄白色，表面有珍珠样光泽，半透明或不透明。质软而细致，手摸有滑润感，用指甲即可刮下白粉。无臭，无味，有微凉感。以整洁、色青白、滑润、无杂石者为佳。

【炮　制】　洗净，砸成小块，或研成细粉，或水飞。

【性味功能】　味甘淡，性寒。有清热，渗湿，利窍的功能。

【主治用法】　治暑热烦渴，小便不利，水泻，热痢，淋病，黄疸，水肿，衄血，脚气，皮肤湿烂。用法用量，内服：煎汤（布包），9～12克；或入丸、散。外用：研末掺或调敷。

【现代研究】

1. 化学成分　主含硅酸镁。

2. 药理作用　滑石粉由于颗粒小，总面积大，能吸着大量化学刺激物或毒物，因此当撒布于发炎或破损组织的表面时，可有保护的作用；内服时除保护发炎的胃肠黏膜而发挥镇吐、止泻作用外，还能阻止毒物在胃肠道中的吸收；对伤寒杆菌与副伤寒甲杆菌有抑制作用。

炉甘石

【基　源】　碳酸盐类矿物方解石族菱锌矿，主含碳酸锌。

【原矿物】　别名：甘石，浮水甘石。菱锌矿三方晶系。晶形呈菱面体，但少见。一般多为土块状、钟乳状、多孔块状等。颜色因杂质而不同，纯净者为白色，含铅者为深绿色，含镉者为黄色，含铁者呈褐色。条痕为白色。玻璃光泽，半透明至不透明。解理依菱面，成107°之斜角，仅显晶集合体始有之断口参差状。硬度5。比重4.1～4.5。性脆。常见于闪锌矿氧化带中。

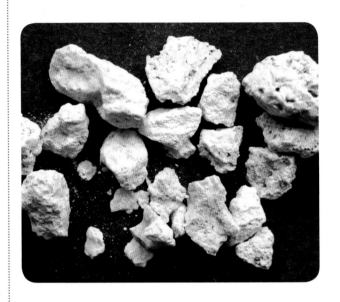

【生境分布】　产于原生铅锌矿床氧化带，主要由闪锌矿氧化分解产生易溶的硫酸锌，交代碳酸盐围岩或原生矿石中的方解石而成；产于矿床的氧化带中，为次生矿物，主要由闪锌矿蚀变而成，与菱锌矿共生。产于广西、四川、云南、湖南等地。

【采收加工】　采挖后，洗净，晒干，除去杂石。

【性状鉴别】　为不规则的块状，扁平形或圆形，大小不一，表面白色或淡红色，有凹陷或小孔洞，显粉性。体轻而质松，易碎，断面白色咸淡红色，呈颗粒状，并有细小孔隙，有吸湿性。气无，味微涩。火煅后即成白色或淡黄色的无晶结块或细致粉末。以块大、白色或显淡红色、质轻者为佳。不熔融。在木炭上烧之则生氧化锌之薄膜，热时黄色、冷后则变为白色。热稀盐酸能使其溶解并产生泡沫。

【炮　制】

1. 炉甘石：除去杂质，打碎。

2. 煅炉甘石：取净炉甘石，照明煅法煅至红透，再照水飞法水飞，晒干。

【性味功能】　味甘，性平。有解毒明目退翳，收湿止痒敛疮的功能。

【主治用法】　用于目赤肿痛，眼缘赤烂，翳膜胬肉，溃疡不敛，脓水淋漓，湿疮，皮肤瘙痒。用法用量，外用：水飞点眼，研末撒或调敷。

【现代研究】

1. 化学成分　主要成分为碳酸锌，尚含少量氧化钙0.27%，氧化镁0.45%，氧化铁0.58%，氧化锰0.01%。此石中的锌，往往为少量的铁（二价）所取代。另外，有的炉甘石品种尚含少量钴、铜、镉、铅和痕量的锗与铟。青岛和济南的炉甘石，主要成分为碳酸锌，并含少量铁、铝、钙、镁等杂质及极微量的钠。

2. 药理作用　用于皮肤科，作为中度的防腐、收敛、保护剂治疗皮肤炎症或表面刨伤。

【应　用】

1. 目翳久不愈者：炉甘石（煅过，水飞过丸，弹子大，每净30克分作10丸，用黄连、浓煎去渣，烧之汁尽为度，每料用净者）6克，朱砂（水飞），琥珀各1.5克，玛瑙香各0.6克。为末，每用少许，点目，每日2～3次。

2. 瘰疬、疮疡已溃烂者：煅炉甘石18克，乳香、没药、硼砂各9克，雄黄6克，冰片1克。为细末，擦患处，每日3～4次。

3. 痈疽溃后，脓水将尽者：制炉甘石15克，钟乳石、琥珀各9克，滑石30克，朱砂3克，冰片0.3克。研细末，掺疮面，外盖膏药或油膏。

9　石灰

【基　源】　本品为石灰岩经加热煅烧而成的石灰。

【原矿物】　别名：陈石灰、生石灰、熟石灰。石灰岩主要成分是碳酸钙，常见夹杂物为硅酸、铁、铝、镁等。石灰岩加高热，则发生二氧化碳而遗留氧化钙，即生石灰（石灰）。生石灰遇水，则成消石灰，成分是氢氧化钙。生石灰或消石灰露于大气中，不断吸收大气中的二氧化碳而成碳酸钙；因此，石灰陈久，成分都成为碳酸钙。主要由方解石所组成，为致密块状体。光泽暗淡，呈土状或石头光泽。颜色变化甚大，视其所含杂质的种类及多少而定。透明度也较差。非常致密时多呈贝状断口。

【生境分布】　石灰，尤其熟石灰，在长期存放中，若与空气中二氧化碳接触，可形成方解石，并与熟石灰共存。故陈年石灰中含细分散的碳酸钙。全国各地均产。

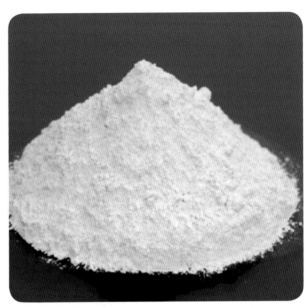

【采收加工】　将初出窑的白色或灰白色石灰块取出后，除去杂质，即生石灰。加水发热崩坏为粉末，或久暴露在空气中吸收水分后也能崩坏为粉末，即为熟石灰。

【性味功能】　味辛，性温；有毒。有解毒蚀疮，燥湿杀虫，止血的功能。

【主治用法】　用于疥癣，湿疮，创伤出血，汤火烫伤，痔疮，脱肛，赘疣。内服止泻痢，崩带。外用：适量，研末调敷或水溶化澄清涂搽。

【现代研究】

1. 化学成分　生石灰为氧化钙，熟石灰为氢氧化钙。生石灰或熟石灰露于大气中，不断吸收大气中的二氧化碳而成碳酸钙，因此石灰陈久，成分都变为碳酸钙。

2. 药理作用　石灰水与香油相混成为油包水乳剂，生成钙皂及甘油。钙可促使毛细血管收缩，抑制体液外溢。甘油有吸水作用，使创面迅速干燥。油脂又能保护表皮减少空气对创面之刺激，有利于上皮之生成。大黄石灰水能缩短凝血时间，并能防腐。

【应　用】

1. 慢性气管炎：石灰 250 克，加净水 2500 毫升，搅拌后沉淀 24 小时，取上清液，过滤。每日 3 次，每次 20～30 毫升。或再取黄芩 250 克，水煎两次去渣，将药液浓缩至 200 毫升左右，加入石灰液中，使成 2000 毫升，黄芩含量约 10%，每日 3 次，每次 20～30 毫升。

2. 下肢溃疡：取陈石灰去浮污后研成细末，撒布创面。用时先将创面清洗干净；上药后再用硼酸油膏敷料外贴。如创口湿水淋漓，单用药粉即可。

3. 头癣：取刚风化的石灰半碗，加水至 1 碗，搅拌后沉淀 3 分钟，取上层乳状液，加入桐油约 4 滴，用力搅拌，去多余水分使成膏状，外搽患部。

【注意】 疮口红肿，脓毒未清者忌用。一般不作内服。

海浮石

【基　源】 本品为胞孔科动物脊突苔瘤苔虫的骨骼；或火山喷出的岩浆形成的多孔石块。

【原矿物】 别名：浮石、石花、岩浮石、煅浮海石。脊突苔虫：固着生活的水生群体动物，雌雄同体，群体常呈树枝状。个体很小，为囊状。体外分泌石灰质及胶状物质，形成群体之骨骼。体前端有口，口缘有马蹄状的突起，其上生多数触手。消化管屈曲成 U 形，肛门也在体之前端。瘤苔虫：与上种近似，群体呈肿瘤状，淡黄褐色。

【生境分布】 脊突苔虫常附着于海滨岩礁上。瘤苔虫常附着于海藻、柳珊瑚、岩石上。前者分布于浙江、福建、广东沿海；后者分布于辽宁、山东、福建、广东沿海。

【采收加工】 海浮石：全年可采，以夏季为多。自海中捞出，晒干。脊突苔虫、瘤苔虫的骨骼，6～10 月从海中捞出，用清水洗去盐质及泥砂，晒干。

【炮　制】 海浮石：洗净晒干，碾碎。煅海浮石：取净海浮石置沙罐内，置炉火中煅透，取出，放凉，碾碎。

【性味功能】 味咸，性寒。有清肺化痰，软坚散结的功能。

【主治用法】 用于肺热咳嗽，痰稠色黄，咯血，支气管炎，淋巴结结核。用量 6～10 克，煎服；或入丸、散。

【现代研究】

1. 化学成份　浮石化学组成有颇大的出入。一般是由铝、钾、钠的硅酸盐所成，亦即以 SiO_2 为主要成分的类似玻璃组成的矿物。因多采自海水，则亦可能含有氯、镁等海水中存在的物质。

2. 药理作用　本品有促进尿液分泌及祛除支气管分泌物的作用。

【应　用】

1. 痰热壅肺，咳喘咯痰黄稠者：常配瓜蒌、胆星、贝母等同用，如清膈煎。

2. 肝火灼肺，久咳痰中带血者：可配栀子、青黛、瓜蒌等药用，以泻肝清肺，化痰止血，如咳血方。

3. 瘰疬，瘿瘤：常配贝母、牡蛎、海藻等同用。

4. 血淋，石淋：可单味研末或配蒲黄、小蓟、木通等用。

【注意】 古籍称"多服能损人气血"，故一般虚寒咳嗽及脾胃虚寒者，不宜应用。

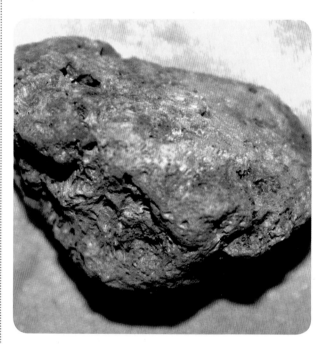

钟乳石

【基　源】 本品为碳酸盐类矿物方解石族方解石，主含碳酸钙。

【原矿物】 别名：石钟乳、滴乳石。为方解石类中的一种钟乳状的集合体，呈圆柱形或圆锥形。常见于石灰岩山洞中。系含碳酸钙的水溶液从岩石裂隙滴下，经水分蒸发后淀积而成，自上向下逐渐增长，倒垂于洞顶。

【生境分布】 钟乳石系含碳酸钙的水溶液，经石灰岩裂隙，从溶洞顶滴下，因水分蒸发，二氧化碳散逸，使析出的碳酸钙淀积而成，且自上向下逐渐增长，倒垂于洞顶。分布于山西、陕西、甘肃、湖北、湖南、广东、广西、四川、贵州、云南等地。

【采收加工】　采收后，除去杂石，洗净，晒干。

【性状鉴别】　略呈圆锥形或圆柱形。表面白色、灰白色或棕黄色，粗糙，凹凸不平。体重，质硬，断面较平整，白色至浅灰白色，对光观察具闪星状的亮光，近中心常有一圆孔，圆孔周围有多数浅橙黄色同心环层。无臭，味微咸。

【炮　　制】

钟乳石：洗净，砸成小块，干燥。

煅钟乳石：取净钟乳石块，照明煅法煅至红透。

【性味功能】　味甘，性温。有温肺，助阳，平喘，制酸，通乳的功能。

【主治用法】　用于寒痰喘咳，阳虚冷喘，腰膝冷痛，胃痛泛酸，乳汁不通。用量 3～9 克。

【现代研究】

1. 化学成分　主要为碳酸钙 ($CaCO_3$)。其中 CaO 55.93%。含微量元素铁、铜、钾、锌、锰、镉。其它尚含有镁、磷、钴、镍、铅、银、铬等。

2. 药理作用　本品在胃内能中和胃酸，至肠吸收，增加血中钙离子。此外对血液凝固有一定的作用。

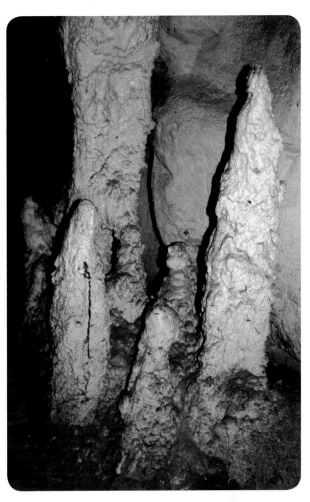

♀ 阳起石

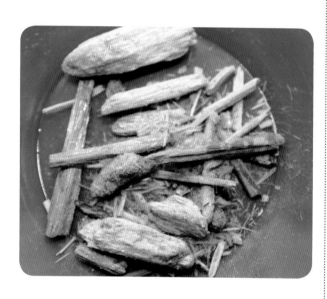

【基　源】　本品为硅酸盐类矿石阳起石或阳起石棉的矿石。

【原矿物】　别名：白石、石生。单斜晶系。晶体呈长柱状、针状、毛发状。但通常呈细放射状、棒状或纤维状的集合体。颜色由带浅绿色的灰色到暗绿色。具玻璃光泽。透明至不透明。单向完全解理。断口呈多片状。硬度5.5～6。比重3.1～3.3。性脆。常见于各种变质岩中。阳起石棉：为纤维状的阳起石，其特点是具有极好的平行纤维状构造，纤维长短不一。白色、浅绿色及浅棕色。绢丝光泽。具有伸缩性和韧性、耐火性和抗酸性。

【生境分布】　常产在火成岩或白岩之接触带。也常见于结晶质灰岩和白云岩及结芯片岩等变质岩中。分布于河北、河南、山东、湖北等地。

【采收加工】　随时可采。挖出后洗净泥土及夹杂的石块。

【性状鉴别】　本品为长柱状、针状、纤维状集合体，呈不规则块状、扁长条状或短柱状。大小不一。白色、浅灰白色或淡绿白色，具丝绢样光泽。体较重，质较硬脆，有的略疏松。可折断，碎断面不整齐，纵面呈纤维状或细柱状。气无味淡。以针束状、色白、有光泽、无杂质者为佳。

【炮　制】　阳起石：洗净，砸碎。煅阳起石：取洁净的阳起石块，置坩埚内，在无烟的炉火中煅红透，倒入黄酒内淬，取出，晾干，碾细。（每阳起石50公斤，用黄酒10公斤）。

【性味功能】　味咸，性微温。有温肾壮阳的功能。

【主治用法】　用量3～4.5克，入丸、散。外用：适量。

【应　用】

1. 阳痿阴汗：单用本品煅后研末，空心盐汤送服。

2. 下元虚冷，精滑不禁，便溏足冷：以本品煅后，与钟乳石各等份为细末，加酒煮附子末，面糊为丸，空腹米汤送下。

【注意】　阴虚火旺者忌服。

♀ 磁石

【基　源】　本品为氧化物类矿物磁铁矿的矿石。

【原矿物】　别名：玄石、延年沙、伏石母、玄武石、瓷石、吸铁石。晶体结构属等轴晶系。晶体为八面体、菱形十二面体等，或为粗至细粒的粒块状集合体。铁黑色，表面或氧化、水化为红黑、褐黑色调；风化严重者，附有水赤铁矿、褐铁矿被膜。条痕黑色。不透明。无解理，断口不平坦。硬度5.5～6。性脆，相对密度4.9～5.2。

具强磁性，碎块可被手磁铁吸着，或块体本身可吸引铁针等铁

【生境分布】 常产于岩浆岩、变质岩中。分布于山东、河北、河南、辽宁、黑龙江、内蒙古、湖北、云南等地。

【采收加工】 开采后，除去杂石，选择吸铁能力强者（称活磁石或灵磁石）入药。

【性状鉴别】 本品呈不规则块状，多具棱角。大小不一。铁黑色。条痕黑色。不透明。半金属光泽。表面不光滑，粗糙。体重，质坚硬，难砸碎，断面不平坦。具磁性；有土腥气，味淡。以铁黑色、有光泽、吸铁能力强、杂质少者为佳。

【炮　　制】 磁石：拣去杂质，砸碎，过筛。煅磁石：取刷净的磁石，砸碎，置坩埚内，在无烟的炉火中煅红透，取出，立即倒入醋盆内淬酥，捣碎，再煅淬一次，取出，晒干，研成细末。

【性味功能】 味咸，性寒。有平肝潜阳，安神镇惊，聪耳明目，纳气平喘的功能。

【主治用法】 用于眩晕，目花；耳聋，耳鸣；惊悸，失眠，肾虚喘逆等。煎服，15～30克；宜打碎先煎；

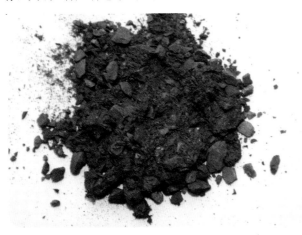

【现代研究】

1. 化学成分　本品主要含四氧化三铁（Fe_3O_4），并含有硅、铅、钛、磷、锰、钙、铬、钡、镁等微量元素。

2. 药理作用　本品具有抑制中枢神经系统作用；有镇惊、抗惊厥作用。炮制后的磁石于异戊巴比妥有协同作用，能延长其对小鼠的睡眠时间。

【应　　用】

1. 肝肾阴亏，虚阳上扰，头晕目眩，耳鸣耳聋：六味地黄丸加磁石90克，石菖蒲45克，北五味15克。上

药为末，练蜜为丸，每服三钱，淡盐汤送下。方中磁石潜阳。

2. 心肾不交证，视物昏花，耳鸣耳聋，心悸失眠，亦治癫痫：磁石60克，朱砂30克，神曲120克，三味末之，练蜜为丸，如梧子大，饮服三丸，日三服。方中磁石镇摄安神，益阴潜阳，使香火不得扰，为君药。

3. 误吞金属异物：生磁石（末煅）配新炭木（木炭末）、蜜蜂，调服。

⑨ 代赭石

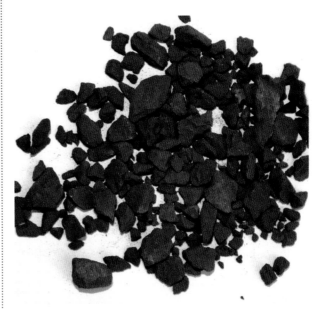

【基　　源】 本品为三方晶系氧化物类矿物赤铁矿的矿石。

【原矿物】 别名：赭石，血师，赤土，赤赭石。赤铁矿，三方晶系。晶体常呈薄片状、板状。一般以致密块状、肾状、葡萄状、豆状、鱼子状、土状等集合体最为常见。结晶者呈铁黑色或钢灰色；土状或粉末状者，呈鲜红色。但条痕都呈樱桃红色。结晶者呈金属光泽，土状者呈土状光泽。硬度5.5～6，但土状粉末状者硬度很小，比重5～5.3。在还原焰中烧后有磁性。

【生境分布】 赤铁矿是自然界分布很广的铁矿物之一，可以形成于各种地质作用中，但以热液作用，沉积作用或区域变质作用为主。作用为药用的鲕状、豆状、肾状集合体赤铁矿系沉积作用的产物。产于山西、河北、河南、山东等地的多种矿床和岩石中。

【采收加工】 全年可采，采后，选取表面有钉头

状突起部分的称"钉头代赭石"，除去泥土杂石。

【药材性状】 多呈不规则扁平状，大小不一。全体棕红色或铁青色，表面附有少量棕红色粉末，有的具有金属光泽。一面有圆形乳头状的"钉头"，另一面与突起的相对应处有同样大小的凹窝。质坚硬，不易砸碎，断面显层叠状，且每层均依"钉头"而呈波浪状弯曲，用手抚摸，则有红棕色粉末黏手，在石头上磨擦呈樱桃红色。气微，味淡。

【性味功能】 味苦，性寒。有平肝潜阳，重镇降逆，凉血止血的功能。

【主治用法】 用于肝阳上亢所致的头痛、眩晕等证；嗳气、呃逆、呕吐及气喘等证；吐血、衄血、崩漏等证。用法用量，煎服，10～30克；宜打碎先煎。如丸散，每次1～3克。外用适量。降逆、平肝宜生用，止血宜煅用。

【现代研究】

1. 化学成分 本品主要含三氧化二铁，并含镉、铜、锰等多种微量元素。

2. 药理作用 本品对中枢神经系统有镇静作用；对肠管有兴奋作用；所含铁质能促进红细胞及血红蛋白的新生。

【注意】 孕妇慎服；下部虚寒者，不宜用；阳虚阴萎者忌之；气不足、津液燥者禁用。

禹余粮

【基 源】 本品为氢氧化物类矿物褐铁矿，主含碱式氧化铁。

【原矿物】 别名：白余粮，石中黄子，天师食，石中黄。非晶质。常成葡萄状、肾状、乳房状、块状、土状等集合体。颜色为褐色到黑色，若为土状则为黄褐色或黄色。条痕为黄褐色。半金属光泽或土状光泽，有时作丝绢光泽。不透明。断面为介壳状或土状。硬度1～5.5。比重3.6～4.0。

【生境分布】 分布很广。主要由含铁矿物经氧化分解后，再经水解汇集沉积而成。主要产区有河北、江苏、浙江、河南等地。

【采收加工】 采挖后，除去杂石。

【药材性状】 块状集合体，呈不规则的斜方块状，长5～10厘米，厚1～3厘米。表面红棕色、灰棕色或浅棕色，多凹凸不平或附有黄色粉末。断面多显深棕色与淡棕色或浅黄色相间的层纹，各层硬度不同，质松部分指甲可划动。体重，质硬。无臭，无味，嚼之无砂粒感。

【炮 制】

1. 禹余粮：除去杂石，洗净泥土，干燥，即得。

2. 煅禹余粮：取净禹余粮，打碎，照煅淬法煅至红透。每100公斤禹余粮，用醋30公斤。

【性味功能】 味甘、涩，性微寒。有涩肠止泻，收敛止血的功能。

【主治用法】 用于久泻，久痢，崩漏，白带。用法用量，9～15克，煎汤或入丸散。

【现代研究】

1. 化学成分 主要成分为碱式氧化铁及碱式含水氧化铁，并夹有泥土及有机质等。又常含多量的磷酸盐及铝、镁、钾、钠、等元素。

2. 药理作用 用100%禹粮石的生品、煅品、醋淬品水煎液0.25毫升，分别给小鼠灌胃，观察小鼠胃肠道推进运动，发现三者均能抑制肠蠕动。

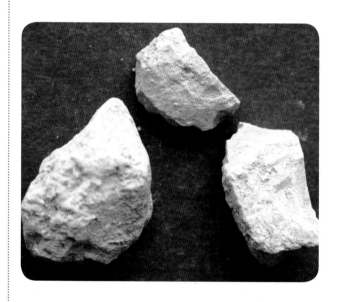

胆矾

【基 源】 本品为硫酸铜矿氧化分解形成或为人工制成的含水硫酸铜。

【原矿物】 别名：石胆、蓝矾、鸭嘴绿胆矾。呈不规则粒块状结晶集合体，单体可呈板状或短柱状，大小不一。深蓝色或淡蓝色，或微带绿色。在空气中失水后可呈白色粉末状，附于表面。晶体具玻璃样光泽，透明至半透明。质脆、易碎，硬度2.5，比重2.1～2.3，条痕无色或带浅蓝，断口贝壳状，碎块呈棱柱状。用舌舐之，先涩而后甜。

【生境分布】　分布于云南、山西，江西、广东、陕西、甘肃等地也产。

【采收加工】　可于铜矿中挖得，选择蓝色透明的结晶，即得。人工制造者，可用硫酸作用于铜片或氧化铜而制得。

【性状鉴别】　本品呈不规则斜方扁块状、棱柱状。表面不平坦，有的面具纵向纤维状纹理。蓝色或淡蓝色；条痕白色或淡蓝色。半透明至透明。玻璃样光泽。体较轻，硬度近于指甲；质脆，易砸碎。气无，味涩。以块大、色深蓝、透明、质脆、无杂质者为佳。

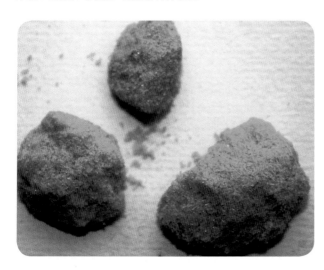

【性味功能】　味辛、酸，性寒；有毒。有涌吐痰涎，解毒收湿，祛腐蚀疮的功能。

【主治用法】　用于口疮，牙痛，喉痹，风眼赤烂，鼻息肉，内服治癫痫，用于食物中毒以催吐排毒。内服入丸、散，用量0.3～0.6克。外用研末撒或调敷，或以水溶化洗眼。体虚者忌服。

【现代研究】

1. 化学成分　胆矾主成分为硫酸铜，通常是带5分子结晶水的蓝色结晶。

2. 药理作用　胆矾能刺激胃黏膜，引起呕吐中枢兴奋而催吐。

【应　用】

1. 喉痹，喉间痰壅闭塞：与白僵蚕共为末，吹喉，使之痰涎吐而喉痹开，如二圣散。

2. 风痰癫痫：单用本品研末，温醋调下，服后吐出痰涎便醒。

3. 误食毒物：可单用本品取吐，以排出胃中毒物。

【注意】　体虚者忌服。

₉ 砒石

【基　源】　本品为氧化物类矿物砷华的矿石，或由毒砂、雄黄等含砷矿物的加工品。

【原矿物】　别名：信石、白砒、红砒、人言。常以含砷矿物，如毒砂、雄黄、雌黄为原料加工制造而成。且未见直接用天然砒石药用。商品分红信石、白信石两种，药用以红信石为主，白信石少见。红信石（红砒）呈不规则块状，大小不一。粉红色，具灰、黄、白、红、肉红等彩晕，透明或不透明，具玻璃样光泽或无光泽。质脆，易砸碎，断面凸凹不平或呈层状纤维样的结构。无臭。本品极毒，不能口尝。白信石（白砒）无色或白色，为柱状集合体，五色透明者，具近金刚光泽。

【生境分布】　分布于江西、湖南、广东、贵州等地。

【采收加工】　选取砷华矿石，但数量极少。多数为人工加工制成。加工方法：老法将毒砂（硫砷铁矿）与煤、木炭或木材烧炼后升华而得，此法设备简单，但有害健康；新法将雄黄燃烧生成三氧化二砷及二氧化硫，使三氧化二砷充分冷凝制得，即为砒石，二氧化硫由烟道排出。

【性味功能】　味辛，性大热；有大毒。外用蚀疮去腐，内服祛痰平喘。

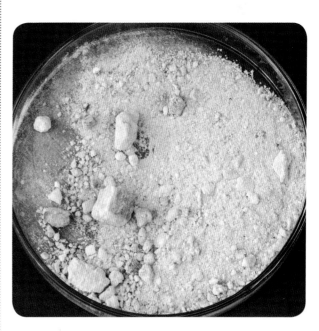

【主治用法】　用于痔瘘，瘰疬，痈疽，死肌，内

服治哮喘疟疾。内服1次量为1～4毫克，入丸、散。外用：适量，研末撒，调敷；或入药膏、药捻、药饼中用。

【现代研究】

1. 化学成分　砒石主要成分为三氧化二砷或名亚砷酐，白色，八面体状结晶。三氧化二砷加高热可以升华，故精制比较容易；升华物普通名砒霜，成分仍为As_2O_3。红砒是除含As_2O_3外尚含红色矿物质的一种砒石。

2. 药理作用　本品对皮肤、黏膜有强烈的腐蚀作用。对疟原虫及阿米巴原虫和其他微生物均有杀灭作。

【应　用】

1. 恶疮日久：与苦参、硫黄、蜡、附子同用，调油为膏，柳枝煎汤洗疮后外涂，如砒霜膏。

2. 瘰疬、疔疮等：与雄黄、明矾、乳香为细末，如三品一条枪。

【注意】　不能持续服用，孕妇忌服。又不能作酒剂服用。外用也不宜过多，以防局部吸收中毒。

§ 青礞石

【基　源】　本品为变质岩类黑母片岩或绿泥石化云母碳酸盐片岩。

【原矿物】

1. 黑云母片岩　主要由黑云母及少量石英、中长石、绿帘石等矿物组成的集合体。呈不规则扁块状，无明显棱角，其中有鳞片状矿物具定向排列，彼此相连。断面可见明显的片状构造，鳞片状变晶结构。岩石呈黑色，有的带暗绿色调，珍珠光泽，质软而脆，易剥碎。

2. 绿泥石化云母碳酸盐片岩　主要由方解石、白云石、金云母（部分转变为绿泥石，即绿泥石化）、绢云母、石英等矿物组成的集合体。呈不规则块体。其中粒状矿物和鳞片状矿物定向排列为片状结构，鳞片花岗变晶结构，但不甚明显。岩石呈灰绿色，夹于其中的鳞片状矿物显珍珠光泽。质较疏松，易剥碎。遇稀盐酸即有气泡发生。

【生境分布】　产于接触变质区域变质基中酸碱性浸入岩及火成岩、伟晶岩中，是中酸性火成岩的主要造岩矿物之一。分布于湖南、湖北、四川、江苏、浙江等地。

【采收加工】　采得后，拣净杂石泥土。

【性状鉴别】　呈不规则扁块状或长斜块状，无明显棱角。褐黑色或绿黑色，具玻璃样光泽。质软，易碎，

断面呈较明显的层片状。碎粉主为绿黑色鳞片（黑云母），有似星点样的闪光。气微，味淡。

【炮　制】　除去杂石，砸成小块。

【性味功能】　味甘、咸，性平。有坠痰下气，平肝镇惊的功能。

【主治用法】　治顽痰胶结，咳逆喘急，癫痫发狂，烦躁胸闷，惊风抽搐。多入丸散服。用法用量，3～6克。

【现代研究】

1. 化学成分　主要为镁、铝、铁、硅酸及结晶水，为含水硅酸盐矿物。

2. 药理作用　多入丸散治顽痰胶结，咳逆喘急，癫痫发狂，烦躁胸闷，惊风抽搐等症。

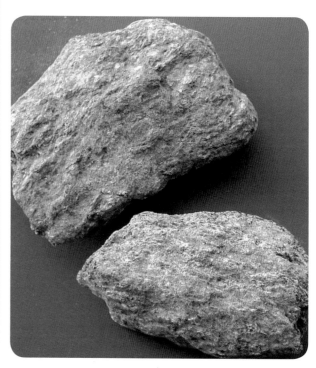

§ 花蕊石

【基　源】　本品为变质岩类岩石含蛇纹石大理岩的石块。

【原矿物】　别名：花乳石、白云石。形态蛇纹石为硅酸盐类蛇纹石族矿物。晶体结构结构属单斜晶系。单个晶体呈片状、针状，但罕见。常呈板状、鳞片状或为显微粒状集合体。以纤维状纹理或斑点状团块分散于方解石晶粒中。一般呈绿色，深浅不等，还有呈白色、浅黄色、灰色、蓝绿色或褐黑色者，纤维状或鳞片状者呈丝绢光泽。抚摸之有滑感。

【生境分布】　分布广泛，是内生热液矿脉及沉积

的碳酸盐类岩石的重要组成部分。产于沉积岩和变质岩中，金属矿脉中也多有存在，而且晶体较好。产于河南省三门峡市的灵宝市一带。

【性状鉴别】 本品为粒状和致密块状集合体，呈不规则块状，大小不一。表面较粗糙，具棱角而不锋利。白色或淡灰白色；对光照之具闪星样光泽。其中夹有点状或条状的花纹（蛇纹石），呈淡黄绿色，蜡样光泽，习称彩晕。体重，质硬，砸碎后，断面粗糙；可用小刀刻划成痕。无臭，无味。以块整齐、夹有黄绿色斑纹者为佳。

【炮　制】 洗净，敲成小块。煅花蕊石：取净花蕊石打碎，置坩埚内煅至红透，取出放凉，碎成小块。

【性味功能】 味酸、涩，性平；无毒。有化瘀止血的功能。

【主治用法】 用于吐血，衄血；便血，崩漏；产妇血晕；死胎；胞衣不下；金疮出血等。用法用量，内服：入散剂，1～3克。外用：研末撒。

【现代研究】

1. 化学成分 花蕊石主含钙、镁的碳酸盐，并混有少量铁盐、铝盐，及锌、铜、钴、镍、铬、镉、铅等元素以及少量的酸不溶物。

2. 药理作用 暂无。

【应　用】

1. 多年障翳：花蕊石（水飞）、防风、川芎、甘菊花、白附子、牛蒡子各30克，甘草（炙）15克。上为末，每服1.5克，腊茶下。

2. 咳血，吐血，及二便下血：煅花蕊石9克，三七6克，血余炭3克。上为细末，分2次冲服。

3. 茧唇：花蕊石、孩儿茶、鸡内金、血竭各6克，飞丹、乳香、红绒灰、黄连各3克。上为细末，加冰片0.3克，干掺。

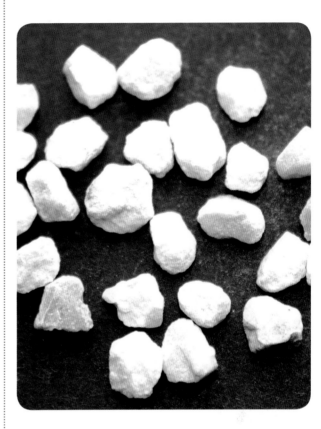

§ 大青盐

【基　源】　本品为卤化物类石盐族湖盐结晶体，主含氯化钠。

【生境分布】　别名：戎盐。多形成于干涸含盐盆地和现代盐湖中，为盐湖中化学沉积而成，还包括不同地质时代沉积层中的崖（岩）盐，且多为原生盐。因常有混入物而不同于光明盐和人工炼制的食盐。主产于内蒙古、青海、新疆、西藏、四川，其他省区亦有产出。

【采收加工】　自盐湖中采挖后，除去杂质，干燥。

【性状鉴别】　本品为立方体、八面体或菱形的结晶，有的为歪晶，直径 0.5～1.5 厘米。白色或灰白色，半透明，具玻璃样光泽。质硬，易砸碎，断面光亮。气微，味咸、微涩苦。

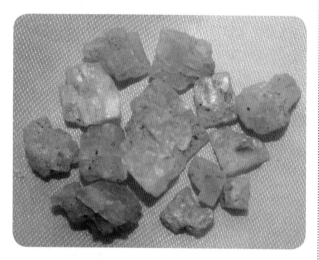

【炮　制】　取原药材，除去杂质，用时捣碎。

【性味功能】　味咸，性寒。有清热，凉血，明目的功能。

【主治用法】　用于吐血，尿血，牙龈肿痛出血，目赤肿痛，风烟烂弦。用量 1.2～2.5 克，水煎服；或入丸散用。外用适量，研末擦牙或水化漱口、洗目。

【现代研究】

1. 化学成分　主含 NaCl。

2. 药理作用　临床上可用于治远年风赤眼肿痛、风热牙痛、小儿赤痢和遗尿等。

§ 光明盐

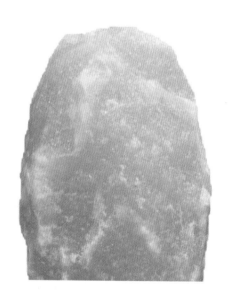

【基　源】　本品为氯化物类石盐族石盐无色透明的晶体。

【原矿物】　晶体结构属等轴晶系。以其光明纯净而与大青盐有别。为在较稳定不幸下结出的较大晶体，多呈不规则块状，大小不一。无色透明。具玻璃样光泽，少数因灰尘污染而呈油脂状光泽，或因潮解而光泽变暗时，其鲕断面仍可见较强光泽，或带晕彩。立方体解理完全。

074

硬度同指甲，易砸开。

【生境分布】　产于内蒙古、甘肃、青海、新疆及西南等地。

【采收加工】　全年可采，采得后刮净外面杂质即可。

【性状鉴别】　大多呈方块状，大小不等，显白色，透明。表面因溶蚀而致钝圆，有时附有微量泥土，微有光泽。质硬，较脆，易砸碎；断面有玻璃光泽。气微，味咸。易潮解。以洁白，透明，纯净无杂质者为佳。

【性味功能】　味咸，平，无毒。有祛风明目，消食化积，解毒的功能。

【主治用法】　主治目赤肿痛，泪眵多，食积脘胀，食物中毒。内服：煎汤，用量0.9～1.5克；或入丸、散。外用：适量，化水洗目。

【应　　用】

1. 治久风目赤兼胎赤：光明盐六分，杏仁油五合。以净铜锣一尺面者一枚，内盐油，即取青柳枝如箸大者一握，急束，截令头齐，用研之三日，候如稠墨，即先剜地作一小坑，置瓦于底，又取熟艾一鹅子许，于瓦上烧火，即安前药锣覆坑上令烟熏之，勿令火灭，候火尽，可收置于铜合子或珀合子中，每夜用点眦间，便卧，频点之。

2. 治食积不消，不思饮食，胃脘胀痛，食物中毒：光明盐25克，诃子25克，荜茇25克，干姜25克。共为粗末，装袋，每袋重10克，每服半钱，每日2次。

§ 寒水石

【基　源】　本品为天然产的三方晶系碳酸钙的矿石（方解石）或硫酸钙的矿石（红石膏）。

【原矿物】　别名：凝水石、方解石。晶体结构属单斜晶系。单个晶体呈板状，集合体呈块状、片状、纤维状或粉末状。无色或白色、粉红色。有时透明，具玻璃光泽，解理面显珍珠光泽，纤维状者显丝绢光泽。硬度2，薄片具挠性。相对密度2.3～2.37。

【生境分布】　广泛形成于沉积作用，如海盆或湖盆地中化学沉积的石膏，常与石灰岩、红色页岩、泥灰岩等成层出现。方解石分布于河南、安徽、江苏、浙江等省；红石膏分布于辽宁、吉林、内蒙古、山东、甘肃等省（区）。

【采收加工】　全年可采，挖出后除去泥土，拣去杂石。

【炮　制】　煅寒水石：取净寒水石，置坩锅或

其他容器内，在无烟的炉火中煅至红透，取出放凉，捣碎或研粉即得。

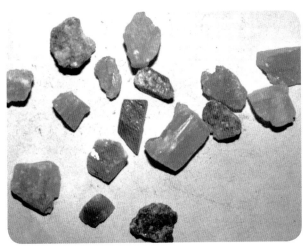

【性味功能】　味辛、咸，性寒。有清热泻火，除烦止渴的功能。

【主治用法】　用于发热烦渴，咽喉肿痛，口舌生疮，牙痛；外用治烧烫伤。用量10～15克，煎服。外用：适量。

【应　　用】

1. 牙齿内出血：寒水石粉、朱砂、甘草各等份，为细末，以少许掺于出血处。

2. 疖、湿疹疮面红肿者：寒水石30克，黄连12克，滑石18克，冰片3克，共研细末，用麻油或凡士林调成含量50%的软膏，外搽患处，每日1次，治愈为止。

【注意】　脾胃虚寒者忌服。

§ 硇砂

【基　源】　本品为卤化物类矿物硇砂的晶体。

【原矿物】　别名：北庭砂、白硇砂、紫硇砂。为非金属盐类氯化铵矿石（白硇砂）或紫色石盐晶体（紫硇砂）。

【性状鉴别】　白硇砂呈不规则的结晶块状，表面白色或污白色。质坚、稍轻而脆，易砸碎。断面洁白色，呈柱状、纤维状或粒状晶体，有光泽。易溶于水。放火燃烧产生蓝色火焰。气微臭，味咸、苦辛。有强烈的刺舌感。紫硇砂呈不规则的结晶块状。表面暗紫色，稍有光泽或无光泽。质坚重而脆，易砸碎，新断碎面紫红色，呈砂粒样结晶，闪烁发光。手摸之有凉感。易溶于水，放入炉火中

易熔，且发生爆裂，并将火焰染成黄色，起白色烟雾。气臭，味咸。

【生境分布】 分布于青海、甘肃、新疆等地。

【采收加工】 采得后除去杂质，打成碎块，即可入药。或由人工合成。

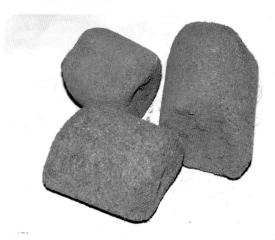

【性味功能】 味辛、苦、咸，性温；有毒。有消积软坚，破瘀散结的功能。

【主治用法】 用于经闭，癥肿；外用治目翳胬肉，痈肿疮毒。每次0.3～1克，每日不超过2克，内服：入丸散；外用：适量，点、撒，或油调敷，或入膏中贴，或化水点涂。

【现代研究】

1. 化学成分 白硇砂主要含氯化铵。纯氯化铵为无色结晶。近代硇砂，常用人工制作，纯度可以极高。紫硇砂主要含氯化钠。

2. 药理作用 紫硇砂对小鼠肉瘤180、大鼠腹水癌及瓦克氏癌256均有一定抑制作用。对金黄色葡萄球菌与绿脓杆菌有抑制作用。白硇砂所含的氯化铵，口服后能局部刺激胃黏膜，反射性地增加呼吸道分泌而祛痰。吞服过量可引起胃刺激症状。

【应　　用】

1. 食道癌、胃癌：用本品和生姜为末，与平胃散同服。

2. 鼻腔和鼻咽肿痛：可用硇砂注射液。

【注意】 内服切勿过量；体虚无实邪积聚及孕妇忌服。

硼砂

【基　源】 本品为硼砂矿经精制而成的结晶。

【原　矿　物】 别名：月石、盆砂、蓬砂。本品呈棱形、柱形或粒状结晶。白色透明或半透明，有时显淡黄或淡灰色，具玻璃光泽。日久则风化成白色粉末而不透明，微有脂肪样光泽。体轻，质脆，易碎，比重1.7，易溶于热水，燃之易熔融，初则体积膨大、酥松如絮状，继则熔化成透明的玻璃球状。

【生境分布】 分布于青海、西藏；云南、四川、新疆、甘肃、陕西等地也产。

【采收加工】 一般于8～11月间采挖矿砂，将矿砂溶于沸水中，滤净后，倒入缸内，在缸上放数条横棍，棍上系数条麻绳，绳下端吊一铁钉，使绳垂直沉于溶液内。冷却后在绳上与缸底都有结晶析出，取出干燥。结在绳上者名"月石坠"，在缸底者称"月石块"。

【性味功能】 味甘、咸，性凉。外用清热解毒，内服清肺化痰。

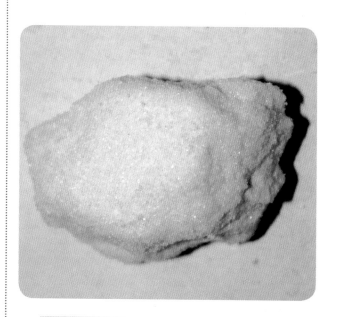

【主治用法】 用于口舌糜烂，咽喉肿痛，目赤肿痛，内服治咳嗽，咳痰稠黏，久咳喉痛声嘶。用量1.5～3克，内服：入丸、散。外用：适量，研极细末，干撒或调涂；或沸水溶解，待温，冲洗创面。作用随给药次数的增加而增强，最大抗惊厥作用产生于1周左右。

【现代研究】

1. 化学成分 为四硼酸钠；还含少量铅、铜、钙、铝、铁、镁、硅等杂质。

2. 药理作用 硼砂为弱碱性，其溶液内服可用于防止尿路感染，特别当尿为酸性时，可使其变为碱性。与硼酸一样，有一定的抑菌作用。外用对皮肤黏膜有收敛和保护作用。

【应　用】

1. 鹅口疮：用本品配冰片、雄黄、甘草共研末，蜜水调涂，如四宝丹。

2. 口腔炎、咽喉炎：用4%硼砂水溶液含漱。对于口舌糜烂，咽喉肿痛，久嗽所致声哑喉痛，可用本品同冰片、玄明粉、朱砂研末吹患处，如冰硼散。

3. 目赤肿痛、目生翳膜：可与炉甘石、冰片、玄明粉等配制成滴眼剂，如白龙丹，也可将本品溶于水中，作洗眼剂。

【注意】 多作外用，内服宜慎。

§ 赤石脂

【基　源】　本品为硅酸盐类矿物多水高岭石族多水高岭石，主含含水硅酸铝。

【原矿物】　别名：红土，赤石土，吃油脂，赤符，红高岭。单斜晶系。很少成结晶状态，多数为胶凝体。白色通常染有浅红、浅褐、浅黄、浅蓝、浅绿等色。新鲜断面具蜡样光泽，疏松多孔的则呈土状光泽。有平坦的贝壳状断口。硬度1～2。比重2.0～2.2，随水分子的含量而有变化。性脆。可塑性强。有土样气味，致密块状者在干燥时可裂成碎块。主要产于岩石的风化壳和黏土层中。

【生境分布】　要产于岩石的风化壳和黏土层中。产福建、河南、江苏、陕西、湖北、山东、安徽、山西等地。

【采收加工】　采挖后，除去杂质。

【性状鉴别】　为块状集合体，呈不规则的块状。粉红色、红色至紫红色，或有红白相间的花纹。质软，易碎，断面有的具蜡样光泽。吸水性强。具黏土气，味淡，嚼之无沙粒感。

【炮　制】　赤石脂：除去杂质，打碎或研细粉。

煅赤石粉：取赤石脂细粉，用醋调匀，搓条，切段，干燥，放无烟的炉火或坩埚内煅烧，煅至红透。用时捣碎。

【性味功能】　味甘、酸、涩，性温。有涩肠，止血，生肌敛疮的功能。

【主治用法】　用于久泻久痢，大便出血，崩漏带下；外治疮疡不敛，湿疹脓水浸淫。用法用量，9～12克。外用适量，研末敷患处。

【现代研究】

1. 化学成分　主要成分为水化硅酸铝，尚含相当多的氧化铁等物质，其组成如下：硅42.93%、铝36.58%、氧化铁及锰4.85%、镁及钙0.94%、水分14.75%。

2. 药理作用　能吸着消化道内有毒物质及食物异常发酵的产物等。对发炎的胃肠黏膜有局部保护作用，并对胃肠道出血有止血作用。

【应　用】

1. 赤白痢，不问冷热：赤石脂、龙骨、干姜、黄连各90克。上为末，每次服4克，日两次。

2. 痔子磨破成疮：赤石脂、黄柏、腊茶末各15克，白面60克，冰片（另研）1.5克。上为细末，绵扑患处。

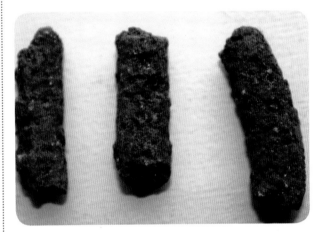

§ 硫磺

【基　源】　本品为自然元素类硫黄族矿物自然硫，主要用含硫物质或含硫矿物经炼制升华的结晶体。

【原矿物】　别名：石硫磺，硫磺，石硫磺，昆仑磺，磺牙。斜方晶系。晶体的锥面发达，偶尔呈厚板状。

【生境分布】　常见于温泉口壁、喷泉及火山口域；有时在沉积岩中。分布山西、陕西、河南、山东、湖北、湖南、江苏、四川、广东、中国台湾。

【采收加工】　采挖得自然硫后，加热熔化，除去杂质，或用含硫矿经加工制得。

【性状鉴别】　斜方晶系。晶体的锥面发达，偶尔呈厚板状。常见者为致密块状、钟乳状、被膜状、土状等。颜色有黄、浅黄、淡绿黄、灰黄、褐色和黑色等。条痕白色至浅黄色。晶面具金刚光泽，断口呈脂肪光泽。半透明。解理不完全，断口呈贝壳状或参差状。硬度1～2。比重2.05～2.08。性脆。易碎。用手握紧置于耳旁，可闻轻微的爆裂声。体轻。有特异的臭气。味淡。

【炮　制】　生硫磺：去净杂质，砸成小块。制硫黄：取拣净的硫黄块，与豆腐同煮，至豆腐现黑绿色为度，取出，漂去豆腐，阴干。

【性味功能】　味酸，性温；有毒。外用止痒杀虫疗疮；内服补火助阳通便。

【主治用法】　外治用于疥癣，秃疮，阴疽恶疮；内服用于阳痿足冷，虚喘冷哮，虚寒便秘。内服炮制后入丸散服；外服研末油调涂敷患处。用量1.5～3克；外用适量。

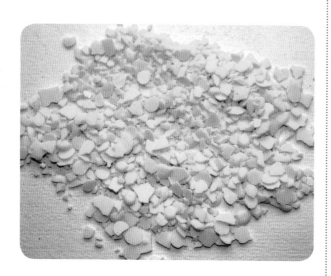

【现代研究】

1. 化学成分　纯品主要含硫，尚含碲与硒，亦常杂有泥土及有机质等。

2. 药理作用　硫黄对水合氯醛、乙醇引起的小鼠睡眠作用无明显影响，而对氯丙嗪及硫喷妥钠的中枢抑制作用具有明显的加强作用，提示硫黄对脑干有抑制性影响；硫黄及升华硫（硫黄经过高温升华之后析出的结晶）对于因二氧化硫刺激引起大鼠的实验性支气管炎有一定的镇咳消炎作用，可使各级支气管慢性炎症细胞浸润减轻，同时能使各级支气管黏膜的杯状细胞数有不同程度的减少；硫黄内服后在体内转变为硫化氢，其在碱性环境、大肠杆菌，特别是脂肪分解酶存在的情况下，能刺激胃肠黏膜，使之兴奋蠕动，导致下泻。

§ 芒硝

【基　源】　本品为硫酸盐类矿物芒硝经加工精制而成的结晶体。

【原矿物】　单斜晶系，晶体呈短柱状或针状；通常成致密块状、纤维状集合体。无色或白色，玻璃光泽，具完全的板面解理，莫氏硬度1.5～2，比重1.48。味清凉略苦咸，极易潮解，在干燥的空气中逐渐失去水分而转变为白色粉末状的无水芒硝。

【生境分布】　产于干涸的盐湖中，与石盐、石膏等共生。主要分布在西藏、内蒙古、黑龙江、山西、吉林等省区。

【采收加工】　产于内陆湖泊和海滨半封闭的海湾岛湖里，在干燥炎热的条件下，温度在33℃以上蒸发时，形成无水芒硝；在33℃以下或秋冬气温下降时，形成芒硝。

【性状鉴别】　本品为棱柱状、长方形或不规则块状及粒状。无色透明或类白色半透明。质脆，易碎，断面呈下班样光泽。无臭，味咸。

【性味功能】　味咸、苦，性寒。有泻热通便，润燥软坚，清火消肿的功能。

【主治用法】　用于实热便秘，大便燥结，积滞腹痛，肠痈肿痛；外治乳痈，痔疮肿痛。用法用量，6～15克，不入煎剂，以药汁或开水溶化后服。外用适量，包敷患处。

【现代研究】

1. 化学成分　本品主要含无水硫酸钠。另有少量的氯化钠，硫酸钙等。

2. 药理作用　本品有泻下、抗炎、抑菌作用。在临床中还可外用治疗乳腺炎、口腔溃疡、痔疮等。

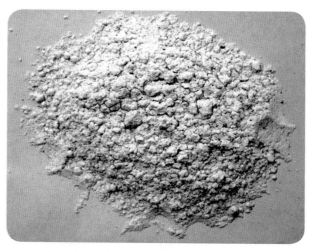

§ 白矾

【基　源】　本品为硫酸盐类矿物明矾石经加工

提炼制成。

【原矿物】 别名：明矾，矾石。明矾石三方晶系。晶形呈细小的菱面体或板状，通常为致密块状、细粒状、土状等。颜色为无色、白色，常带淡黄及淡红等色。条痕白色。光泽玻璃状，解理面上有时微带珍珠光，块状者光泽暗淡或微带蜡状光泽。透明至半透明。解理平行不完全。断口晶体者呈贝状；块体者呈多片状、参差状，有时土状。硬度3.5～4。比重2.6～2.8。性脆。常为碱性长石受低温硫酸盐溶液的作用变质而成，多产于火山岩中。

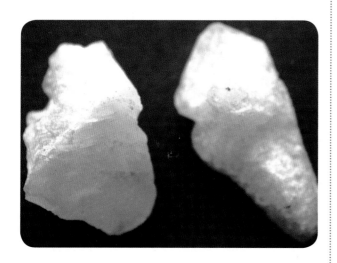

【生境分布】 常为碱性长石受低温硫酸盐溶液的作用变质而成，多产于火山岩中。分布于甘肃、河北、安徽、福建、山西、湖北、浙江等地。

【采收加工】 采得后，打碎，用水溶解，收集溶液，蒸发浓缩，放冷后即析出结晶。

【性状鉴别】 呈不规则的块状或粒状。无色或淡黄白色，透明或半透明。表面略平滑或凹凸不平，具细密纵棱，有玻璃样光泽。质硬而脆。气微，味酸、微甘而极涩。

【炮　制】

1. 白矾：除去杂质。用时捣碎。

2. 枯矾：取净白矾，照明煅法煅至松脆。

【性味功能】 味酸、涩，性寒。外用有解毒杀虫，燥湿止痒的功能；内服有止血止泻，祛除风痰的功能。

【主治用法】 外治用于湿疹，疥癣，耳流脓；内服用于久泻不止，便血，崩漏，癫痫发狂。用法用量内服：入丸、散，0.6～3克。外用：研末撒或调敷。

【现代研究】

1. 化学成分 主含含水硫酸铝钾。

2. 药理作用 抗菌作用，抗阴道滴虫作用，凝固蛋白，

利胆。

9 皂矾

【基　源】 为硫酸盐类矿物水绿矾的矿石。主含水硫酸亚铁。

【原矿物】 别名：绿矾，青矾。单斜晶系。晶体短柱状，但不多见。通常为毛发状、纤维状、钟乳状、雪花状及土状等。颜色为各种不同之绿色。条痕白色。光泽呈玻璃状。透明至微透明，断口呈贝壳状。硬度2。比重1.8：1.9。性脆。

【生境分布】 广泛分布于干旱地区，含铁硫化物矿物（黄铁矿、磁黄铁矿等）的风化带。产山东、湖南、甘肃、新疆、陕西、安徽、浙江、河南等地。

【采收加工】 采得后，除去杂质。宜密闭贮藏，防止变色或受潮。

【性状鉴别】 本品为不规则碎块。浅绿色或黄绿色，半透明，具光泽，表面不平坦。质硬脆，断面具玻璃样光泽。有铁锈气，味先涩后微甜。

【炮　制】 取原材料，除去杂质，加水加热溶化，继续加热蒸发部分水份，放冷待自然结晶，取出结晶块即得。

【性味功能】 味酸，性凉。有解毒燥湿，杀虫补血的功能。

【主治用法】 用于黄肿胀满，疳积久痢，肠风便血，血虚萎黄等。用量0.8～1.6克。外用适量。

【现代研究】

1. 化学成分 天然绿矾主要含硫酸亚铁，因产地不同，常含或多或少的铜、铝、镁、锌等夹杂物。

2. 药理作用 临床上用于治黄肿病、钩虫病、小儿疳疾有虫、大人小儿赤白痢等。

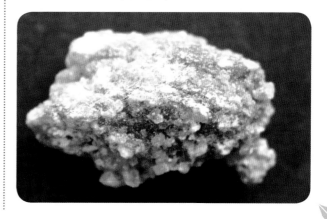

光果甘草

【基源】 甘草为豆科植物光果甘草的根及根茎。

【原植物】 多年生草本。根茎圆柱形。茎直立，稍木质，密生淡黄色褐腺点和鳞片状腺体，部分有白霜，无腺毛。羽状复叶，互生，小叶11～19片，长椭圆形或狭长卵形，下面密生腺点。花序穗状，花稀疏。果序与叶等长或稍长。荚果扁而直，多为长圆形，光滑或有少许不明显腺瘤。种子3～4粒。花期6～8月，果期7～8月。

【生境分布】 生于荒漠、半荒漠或带盐碱草原、荒地。分布于新疆北部、青海、甘肃等省区。

【采收加工】 春、秋两季采挖，捆好，晒干。也有将栓皮削去，称为粉甘草。生用或蜜炙用。

【性状鉴别】 根及根茎质地较坚实，有的分枝，外皮不粗糙，多灰棕色，皮孔细而不明显。

【性味功能】 味甘，性平。有补脾益气，止咳祛痰，清热解毒，缓急定痛，调和药性的功能。

【炮制】 除去杂质，洗净，润透，切厚片，干燥。

【主治用法】 用于脾胃虚弱，中气不足，咳嗽气喘，食少倦怠，心悸气短，咽喉肿痛，痈疽疮毒，缓和药物烈性。用量1.5～9克；清热应生用，补中宜炙用。

【现代研究】

1. 化学成分 本品含有三萜类如甘草甜素、甘草皂苷等。还含黄酮类成分、生物碱类成分、香豆精类成分、多糖等。

2. 药理作用 本品有抗菌、抗病毒、抗炎、抗过敏作用；有抗利尿、降脂、保肝、解毒等作用。

【应用】

1. 传染性肝炎：甘草9克，大枣9枚，水煎服。

2. 血小板减少性紫癜：甘草50克，水煎服。

3. 烫火灼疮：甘草，水煎，调蜜涂患处。

4. 胃及十二指肠溃疡：甘草，乌贼骨、瓦楞子、陈皮、蜂蜜，水煎服。

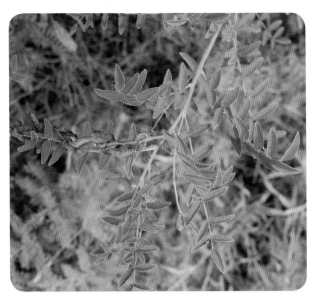

胀果甘草

【基源】 甘草为豆科植物胀果甘草的根及根茎。

【原植物】 多年生草本，有密集成片的淡黄褐色鳞片状腺体。根茎粗壮木质。羽状复叶，互生，小叶3～5，偶有7片，卵形、椭圆形至长圆形，边缘波卷状，有皱褶，上面暗绿色，有黄褐色腺点。总状花序腋生，一般与叶等长；花萼5裂；花冠蝶形，紫色。荚果较短，直而膨胀，无腺毛，光滑或具腺体状刺毛。种子1～4。花期5～7月。果期6～10月。

【生境分布】 生于盐渍化壤土,一般表层盐化、强盐化或盐渍化芦苇滩草原上。分布于甘肃、青海、新疆等省区。

【采收加工】 春、秋两季采挖,除去残茎、须根,按根粗细、大小分等级,捆好,晒干。

【性状鉴别】 根及根茎木质粗壮,有的分枝,外皮粗糙,多灰棕色或灰褐色。质坚硬,木质纤维多,粉性小。根茎不定芽多而粗大。

有将栓皮削去,称为粉甘草。生用或蜜炙用。

【性味功能】 味甘,性平。有补脾益气,止咳祛痰,清热解毒,缓急定痛,调和药性的功能。

【炮 制】 除去杂质,洗净,润透,切厚片,干燥。

【主治用法】 用于脾胃虚弱,中气不足,咳嗽气喘,食少倦怠,心悸气短,四枝挛急疼痛,腹痛便溏,脏燥,咽喉肿痛,痈疽疮毒,解药毒,缓和药物烈性。用量1.5～9克;清热应生用,补中宜炙用。反大戟、芫花、甘遂、海藻。

【现代研究】

1. 化学成分 本品含有三萜类如甘草甜素、甘草皂苷等。还含黄酮类成分、生物碱类成分、香豆精类成分、多糖等。

2. 药理作用 本品有镇咳、祛痰、平喘作用;有抗菌、抗病毒、抗炎、抗过敏作用;有抗利尿、降脂、保肝、解毒等作用。

【应 用】

同光果甘草。

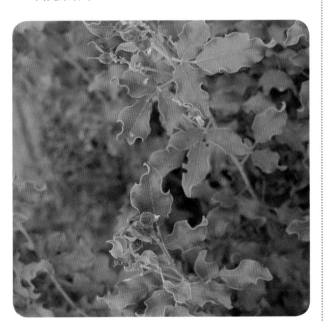

9 甘草

【基 源】 本品为豆科植物甘草的根及根状茎。

【原植物】 别名:乌拉尔甘草、甜草、生甘草。多年生草本。根粗壮,味甜,外皮红棕色或暗棕色。茎直立,被白色短毛和刺毛状腺体。单数羽状复叶互生;小叶卵状椭圆形,先端钝圆,基部浑圆,两面被腺体及短毛。总状花序腋生;花萼钟状,被短毛和刺毛状腺体;蝶形花冠淡红紫色。荚果条状,呈镰状以至环状弯曲,密被棕色刺毛状腺体。花期6～7月,果期7～8月。

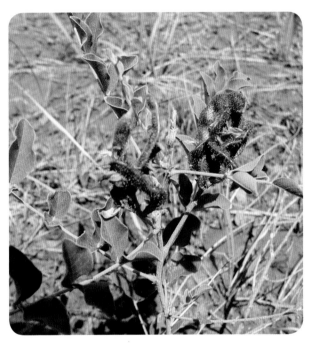

081

【生境分布】 生于草原及山坡。分布于东北、华北、西北等地区。

【采收加工】 秋季采挖,分等打成小捆,于通风处风干。

【性状鉴别】 本品根呈圆柱形。外皮松紧不一。表面红棕色或灰棕色,具显着的纵皱纹、沟纹、皮孔及稀疏的细根痕。质坚实,断面略显纤维性,黄白色,粉性,形成层环明显,射线放射状,有的有裂隙。根茎呈圆柱形,表面有芽痕,断面中部有髓。气微,味甜而特殊。

【性味功能】 味甜,性平。有补脾益气,止咳化痰,清热解毒,缓急定痛,调和药性的功能。

【炮 制】 除去杂质,洗净,润透,切厚片,干燥。

【主治用法】 用于脾胃虚弱，中气不足，咳嗽气短，痈疽疮毒，缓和药物烈性，解药毒。用量1.5～9克。清热应生用，补中宜炙用。反大戟、芫花、甘遂、海藻。

【现代研究】

1. 化学成分　本品含有三萜类如甘草甜素、甘草皂苷等。还含黄酮类成分、生物碱类成分、香豆精类成分、多糖等。

2. 药理作用　本品有抗心律失常、抗胃溃疡、缓解平滑肌痉挛及镇痛作用；能促进胰液分泌；有明显的镇咳、祛痰、平喘作用；有抗菌、抗病毒、抗炎、抗过敏作用；有抗利尿、降脂、保肝、解毒等作用。

【应　用】

同光果甘草。

⑤ 蒙古黄芪

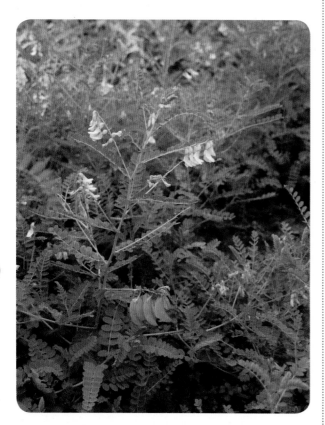

【基　源】 黄芪为豆科植物蒙古黄芪的干燥根。

【原植物】 别名：白皮芪。多年生草本。主根长而粗壮，根条较顺直。茎直立，有分枝。奇数羽状复叶，小叶12～18对；小叶宽椭圆形、椭圆形或长圆形，两端近圆形。总状花序腋生，长于叶，有花5～20朵；花萼钟状，密生短柔毛；萼齿5；花冠蝶形，黄色或淡黄色，雄蕊10；子房光滑无，结果时延伸突出萼外。荚果膨胀，膜质，半卵圆形，果皮光滑无毛。花期6～7月，果期7～9月。

【生境分布】 生于向阳草地及山坡。分布于黑龙江、吉林及华北、西北。

【采收加工】 春、秋二季采挖，除去须根及根头，晒干。

【性状鉴别】 本品根圆柱形，有的有分枝，上端较粗，略扭曲，长30～90厘米，直径0.7～3.5厘米。表面淡棕黄色至淡棕褐色，有不规则纵皱纹及横长皮孔，栓皮易剥落而露出黄白色皮部，有的可见网状纤维束。质坚韧，断面强纤维性。气微，味微甜，有豆腥味。

【性味功能】 味甘，性微温。有补气固表，利水消肿，托毒排脓、生肌的功能。炙用有补中益气的功能。

【炮　制】 同膜荚黄芪。

【主治用法】 用于气短心悸，乏力，虚脱，自汗，盗汗，体虚浮肿，慢性肾炎，久泻，脱肛，子宫脱垂。用量9～30克。

【现代研究】

1. 化学成分　本品根含黄芪多糖、β-谷甾醇、亚油酸及亚麻酸。

2. 药理作用　同膜荚黄芪。

【应　用】

1. 糖尿病：黄芪、淮山药、生地、天花粉、五味子，水煎服。

2. 肾炎蛋白尿阳性：黄芪30克，水煎服。

3. 自汗：黄芪、防风各3克，白术6克，姜三片，水煎服。

4. 脱肛、子宫脱垂：生黄芪200克，防风120克，水煎服。

⑤ 膜荚黄芪

【基　源】 黄芪为豆科植物膜荚黄芪的干燥根。

【原植物】 别名：条芪。直立多年生草本。奇数羽状复叶。托叶条状披针形，小叶13～31，椭圆形、椭圆状卵形，先端钝圆或稍凹，基部圆形。总状花序腋生。萼钟状。花冠黄色或淡黄色旗瓣倒卵形，先端稍凹，基部有短爪。子房有柄，有柔毛。荚果半椭圆形，有短伏毛。

果皮膜质，稍膨胀。花期7～8月，果期8～9月。

【生境分布】 生于林缘、灌丛、林间草地及疏林下。分布于东北、华北、西北及山东、四川等省区。

【采收加工】 春、秋二季采挖，晒至半干，堆放1～2天后继续晒至干透。

【性状鉴别】 本品根呈圆柱形，有的有分枝，上端较粗。表面淡棕黄色或淡棕褐色，有不整齐的纵皱纹或纵沟。质硬而韧，不易折断，断面纤维性强，并显粉性，皮部黄白色，木部淡黄色，有放射状纹理及裂隙，老根中心偶有枯朽状，黑褐色或呈空洞。气微，味微甜，嚼之微有豆腥味。

【性味功能】 味甘，性微温。有补气固表，利水消肿，托毒排脓、生肌的功能。炙用有补中益气的功能。

【炮　　制】 除去杂质，大小分开，洗净，润透，切厚片，干燥。

【主治用法】 用于气短心悸，乏力，虚脱，自汗，盗汗，体虚浮肿，慢性肾炎，久泻，脱肛，子宫脱垂，痈疽难溃，疮口久不愈合。用量9～30克，煎服。

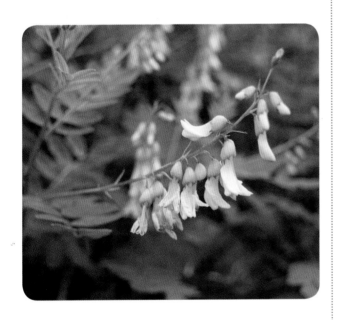

【现代研究】

1. 化学成分　本品根含2',4'二羟基-5,6-二甲氧基异黄酮胆碱、甜菜碱、氨基酸、蔗糖、葡萄糖醛酸及微量的叶酸。

2. 药理作用　本品能升高低血糖，降低高血糖；能增强和调节机体免疫功能；能增强心肌收缩力，扩张冠状动脉和外周血管，降低血压；还有降血脂、抗衰老、抗缺氧、抗辐射、抗病毒、抗菌、保肝以及利尿作用。

【应　　用】 同蒙古黄芪。

6 人参

【基　　源】 本品为五加科植物人参的根及根茎。

【原植物】 别名：园参，山参，棒槌。多年生草本。主根粗壮，肉质，纺锤形，黄白色。掌状复叶轮生茎端，每年递增1叶，多达6片复叶。小叶长椭圆形，边缘有细锯齿，脉上有疏刚毛。伞形花序顶生，花小，多数；淡黄绿色；核果浆果状，扁球形，鲜红色。花期6～7月。果期7～9月。

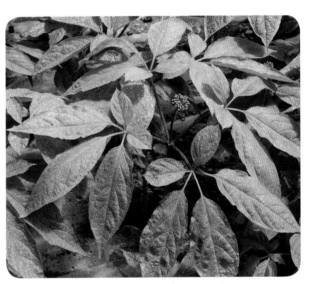

【生境分布】 生于阴湿山地针、阔叶林或杂木林下。分布于东北。多栽培。

【采收加工】 秋季采，晒干，称生晒参。蒸熟再晒干，称红参。

【性状鉴别】 生晒参：主根呈纺锤形或圆柱形。表面灰黄色，上部或全体有疏浅断续的粗横纹及明显的纵皱，下部有支根2～3条，并着生多数细长的须根，须根上常有不明显的细小疣状突起。根茎（芦头）长1～4厘米，直径0.3～1.5厘米，多拘挛而弯曲，具不定根和稀疏的凹窝状茎痕（芦碗）。质较硬，断面淡黄白色，显粉性，形成层环纹棕黄色，皮部有黄棕色的点状树脂道及放射状裂隙。香气特异，味微苦、甘。

生晒山参：主根与根茎等长或较短，呈人字形、菱形或圆柱形，长 2 ～ 10 厘米。表面灰黄色，具纵纹，上端有紧密而深陷的环状横纹，支根多为 2 条，须根细长，清晰不乱，有明显的疣状突起，习称"珍珠疙瘩"。根茎细长，上部具密集的茎痕，不定根较粗，形似枣核。

【性味功能】 味甘、微苦，性温。有大补元气，固脱，生津，安神益智的功能。

【炮　制】 生晒参：润透，切薄片，干燥。生晒山参：用时粉碎或捣碎。白糖参：经水烫，浸糖后干燥。红参：蒸熟后晒干或烘干。

【主治用法】 用于体虚欲脱，气短喘促，自汗肢冷，精神倦怠，食少吐泻，久咳，津亏口渴，失眠多梦，惊悸健忘。用量 1.5 ～ 9 克。反藜芦，畏五灵脂。

【现代研究】

1. 化学成分　本品主要含各种人参皂苷、挥发油、有机酸、黄酮及木脂素、甾醇、氨基酸、多糖等。

2. 药理作用　本品具有抗休克、强心作用；能提高应激反应能力，增强神经活动过程的灵活性，提高脑力劳动功能；能增强机体免疫功能；能增强性腺机能，有促性腺激素样作用。尚有抗炎、抗过敏、抗利尿、抗肿瘤及降血糖等多种功能。

【应　用】

1. 糖尿病：人参 6 克，熟地 18 克，枸杞子、泽泻各 12 克，天冬、山萸肉各 9 克。水煎服。

2. 阳痿：人参 6 克，巴戟天、枸杞子各 9 克，肉苁蓉。

3. 心肌营养不良：人参 6 克。研粉，调蜜冲服。

4. 心肺功能不全：人参 6 克，熟地、胡桃肉各 12 克，熟附片 9 克，蛤蚧 1 对，五味子 6 克。水煎服。

§ 石沙参（南沙参）

【基　源】 南沙参为桔梗科植物石沙参的根。

【原植物】 多年生草本。根纺垂形。茎直立，茎生叶无柄，互生或对生，薄革质或纸质，线形或披针形至卵形，长 1.5 ～ 7 厘米，边缘有长短不等的疏浅锯齿。花冠深蓝色，钟状。蒴果圆形。花期 7 ～ 8 月。

【生境分布】 生于山坡，沟边或路旁。分布于河北、四川、陕西、甘肃、青海、宁夏等地。

【采收加工】 秋季采挖，除去茎叶及须根，洗净泥土，刮去栓皮，晒干或烘干。

【性味功能】 味微甘，性微寒。有养阴清肺、化痰止咳的功能。

【主治用法】 用于肺热燥咳，虚劳久咳，阴伤津亏，舌干口渴。用量 10 ～ 15 克。

【应　用】

1. 肺燥，久热久咳：沙参、麦冬各 9 克，玉竹 6 克，生甘草 3 克桑叶、生扁豆、花粉各 4.5 克，地骨皮 9 克。水煎服。

2. 肺热咳嗽：沙参 25 克，水煎服。

3. 失血后脉微手足厥冷之症：沙参，浓煎频饮。

4. 产后无乳：沙参 12 克，煮猪蹄食。

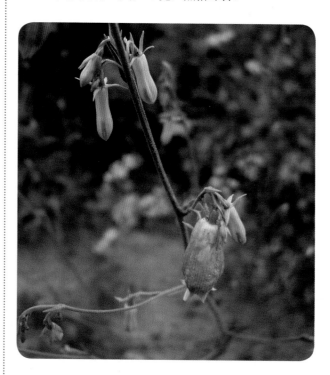

§ 轮叶沙参（南沙参）

【基　源】 南沙参为桔梗科植物轮叶沙参的干燥根。

【原植物】 别名：四叶沙参。多年生草本。3 ～ 6 叶轮生，卵圆形或线状披针形。花序狭圆锥状聚伞花序，下部花枝轮生；花冠细，狭钟形，口部稍缢缩，蓝色或蓝紫色，花柱常为花冠的 2 倍，柱头 2 裂蒴果卵球形。花期 7 ～ 9 月，果期 8 ～ 10 月。

【生境分布】 生于林缘、草丛、路边。分布于全国大部分省区。

【采收加工】 秋季采挖根部，刮去粗皮，晒干或烘干。

【性状鉴别】 本品根呈圆锥形或圆柱形，略弯曲。

表面黄白色或淡棕黄色，凹陷处常有残留粗皮，上部多有深陷横纹，呈断续的环状，下部有纵纹及纵沟。顶端具1或2个根茎。体轻、质脆易折断，断面不平坦，黄白色，多裂隙。无臭，味微甘。

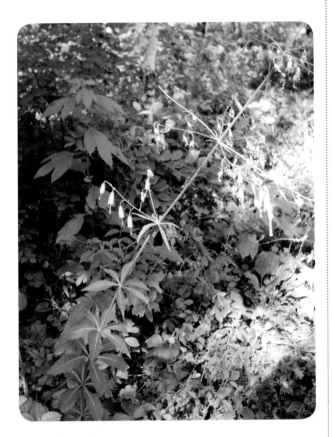

【性味功能】　味甘，性微寒。有养阴清肺，化痰止咳，益气生津的功能。

【炮　制】　除去茎叶及须根，洗净泥土，刮去栓皮，晒干，切片备用。

【主治用法】　用于肺热燥咳，阴虚劳嗽，干咳痰粘，气阴不足，烦热口渴，慢性气管炎等。用量9～15克，鲜者15～30克。反藜芦。

【现代研究】

1. 化学成分　轮叶沙参根含三萜类皂甙，为沙参皂甙、植物甾醇及淀粉。并含有生物碱、皂甙、黄酮类、树脂及胡萝卜素等。

2. 药理作用　本品有祛痰作用。体外试验，其浸剂对奥氏小芽胞癣菌，羊毛状小芽胞癣菌等皮肤真菌有不同程度的抑制作用。

【应　用】

1. 肺结核、老年慢性气管炎干咳：南沙参6克，研粉，温水送服。

2. 热病后阴虚津少，咽干，咳嗽：南沙参12克，生地15克，麦冬、玉竹各9克，冰糖15克。水煎服。

3. 气管炎干咳痰少：南沙参、麦冬、百合各9克。水煎服。

6　珊瑚菜（北沙参）

【基　源】　北沙参为伞形科植物珊瑚菜的根。

【原植物】　多年生草本，被灰褐色绒毛。主根细长，圆柱形，长达30厘米，肉质，黄白色。基生叶柄长，基部宽鞘状，边缘膜质，叶卵圆形或宽三角状卵形，1～3回三出分裂至深裂，裂片羽状排列；茎上部叶不裂，卵形，有三角形圆锯齿。复伞形花序顶生，白色，有绒毛；花瓣5，先端内卷。双悬果椭圆形，有粗毛，果棱5，翅状。花期5～7月。果期6～8月。

【生境分布】　生于海边沙滩上。分布于辽宁、河北、山东、江苏、浙江、福建、台湾、广东等省区。

【采收加工】　夏、秋季采收栽培2年后的根部，开水烫后去皮，时间不可过长，晒干或烘干。

【性状鉴别】　本品呈细长圆柱形，偶有分枝。表面淡黄白色，略粗糙，偶有残存外皮，不去外皮的表面黄棕色。全体有细纵皱纹及纵沟，并有棕黄色点状细根痕。顶端常留有黄棕色根茎残基；上端稍细，中部略粗，下部渐细。质脆，易折断，断面皮部浅黄白色，木部黄色。气特异，味微甘。

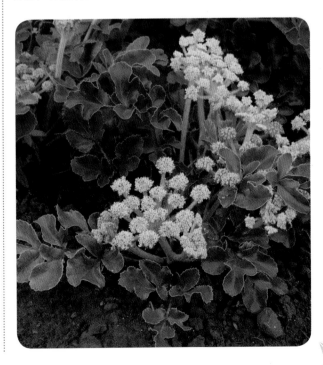

【性味功能】　味微甘，性微寒。有养阴清肺，祛痰止咳功能。

【炮　制】　除去残茎及杂质，略润，切段，晒干。

【主治用法】　用于阳虚肺热干咳，热病伤津，咽干口渴等症。用量5～10克。不宜与藜芦同用。

【现代研究】

1. 化学成分　本品的根含香豆素、生物碱、挥发油、淀粉等。果实含珊瑚菜素。

2. 药理作用　本品有疫抑制作用。其乙醇提取物有降低体温和镇痛作用；水浸液能加强心肌收缩。

§ 桔梗

【基　源】　本品为桔梗科植物桔梗的根。

【原植物】　别名：铃铛花、和尚头花、苦菜根。多年生草本，有白色乳汁。根肥大肉质，长圆锥形，顶端根茎部（芦头）有半月形茎痕。茎直立。中下部叶轮生或互生，卵形、披针形，边缘有细锯齿。花1至数朵生于茎和分枝顶端；花萼钟状，有白粉，裂片5，三角状披针形；花冠钟状，蓝色或蓝紫色，5裂；雄蕊5；子房下位。蒴果倒卵形，顶端5瓣裂。种子褐色，3棱。花期7～9月。果期8～9月。

【生境分布】　生于山地草丛、灌丛中或沟旁。全国各地有栽培。

【采收加工】　春、秋季采挖，趁鲜用竹制品刮去外皮，晒干或烘干。

【性状鉴别】　本品呈圆柱形或略呈纺锤形，下部渐细，有的有分枝，略扭曲。表面白色或淡黄白色，不去外皮者表面黄棕色至灰棕色；具纵扭皱沟，并有横长的皮孔样斑痕及支根痕。有的顶端有较短的根茎或不明显，其上有数个半月形茎痕。质脆，断面不平坦，形成层环棕色，皮部类白色，有裂隙，木部淡黄白色。无臭，味微甜后苦。

【性味功能】　味苦、辛，性平。有宣肺祛痰，利咽排脓的功能。

【炮　制】　除去杂质，洗净，润透，切厚片，干燥。

【主治用法】　用于咳嗽痰多，胸闷不畅，咽喉肿痛，肺痈吐脓，支气管炎，胸膜炎等症。用量3～9克。

【现代研究】

1. 化学成分　桔梗含多种皂苷，主要为桔梗皂苷，皂苷元有桔梗皂苷元，远志酸，以及少量的桔梗酸。另外还有菊糖、植物甾醇等。

2. 药理作用　本品有镇咳作用，有增强抗炎和免疫作用。桔梗粗皂苷有镇静、镇痛、解热作用，又能降血糖、降胆固醇、松弛平滑肌。

【应　用】

1. 感冒咳嗽，肺炎咳嗽：桔梗、金银花、连翘、甘草、荆芥穗。水煎服。

2. 急性扁桃体炎、急性咽炎、喉炎，失音：桔梗、荆芥、薄荷、甘草、诃子、木蝴蝶。水煎服。

3. 肺脓肿：桔梗、鱼腥草各15克。水煎服。

4. 猩红热：桔梗。水煎服。

【应　用】

1. 老年慢性气管炎干咳：南沙参6克，甘草3克。水煎服。

2. 肺热咳嗽不止：南沙参250克，百合15克，贝母5克。研末，冲服。

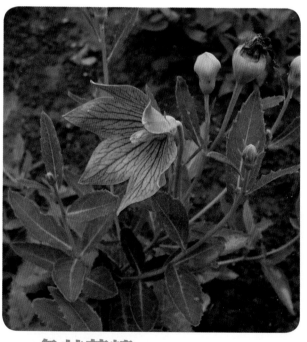

§ 多花黄精

【基　源】　黄精为百合科植物多花黄精的根茎。

【原植物】　别名：姜形黄精、南黄精。多年生草本。根茎横生，肉质肥厚，稍结节状或连珠状，黄棕色或暗棕色，有皱纹及疣状根痕。叶互生，无柄，椭圆形或长圆状披针形，先端渐尖，基部宽楔形，全缘，两面无毛。花腋生，常 2～7 朵集成伞形花丛，总花梗长达 6 厘米；花被筒状，淡黄绿色或绿白色，裂片 6；雄蕊 6，着生于花被筒中部以上，花丝具乳头状突起。子房近球形。浆果球形，紫黑色。花期 4～6 月。果期 6～10 月。

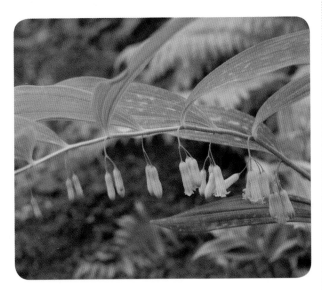

【生境分布】 生于林缘、灌木丛中或沟谷两旁阴湿处。分布于陕西、河南及长江以南各地区。

【采收加工】 春、秋季采挖根茎，蒸 10～20 分钟后，晒干。

【性状鉴别】 本品根茎连珠状或块状，稍带圆柱形，直径 2-3 厘米。每一结节上茎痕明显，圆盘状，直径约 1 厘米。圆柱形处环节明显，有众多须根痕，直径约 1 毫米。表面黄棕色，有细皱纹。质坚实，稍带柔韧，折断面颗粒状，有众多黄棕色维管束小点散列。气微，味微甜。

【性味功能】 味甘，性微温。有补脾润肺，养阴生津，益气的功能。

【炮　制】 黄精：洗净泥土，略润，切片，晒干。
酒黄精：取拣净的黄精，洗净，用酒拌匀，装入容器内，密闭，坐水锅中，隔水炖到酒吸尽，取出，切段，晾干。

【主治用法】 用于体虚乏力，心悸气短，肺燥干咳，糖尿病，高血压，久病伤津口干。用量 9～12 克。

【现代研究】

1. 化学成分 本品含甾体皂苷，为呋甾烯醇型皂苷：26-O-β-D-吡喃葡萄糖基-22-O-甲基-（25）S-呋甾-5-烯-3β，26-二醇 3-O-β-石蒜四糖苷，14α-羟基西伯利亚蓼苷 A；螺甾烯醇型皂苷：西伯利亚蓼苷 B 和新巴拉

次薯蓣皂苷元-A3-O-β-石蒜四糖苷，另含黄精多糖 A、B、C，又含黄精低聚糖 A、B、C 等成分。

2. 药理作用 本品具有抗病原微生物、抗疲劳、抗氧化、延缓衰老、止血作用，并有抗病毒作用和降血糖作用。

【应　用】

1. 肺结核：黄精熬膏，口服。

2. 肾虚精亏，病后体虚，慢性病消耗性营养不良：黄精、党参、枸杞子、白术、黄芪各 9 克。水煎服。

3. 足癣：黄精提取液，局部涂敷。

4. 糖尿病：黄精，枸杞子，玉竹，西洋参。水煎服。

5 滇黄精

【基　源】 黄精为百合科植物滇黄精的根茎。

【原植物】 别名：大黄精、德保黄精、节节高。多年生草本。根茎肥大，稍呈块状或结节状膨大，直径 1～3 厘米。茎高 1～3 米，顶端常作缠绕状。叶轮生，无柄，每轮通常 4～8 叶，叶片线形至线状披针形，先端渐尖并拳卷。花腋生，下垂，通常 2～4 朵成短聚伞花序，总花梗长 1～2 厘米，花梗长 0.5～1.5 厘米，花梗基部有膜质小苞片。花被筒状，通常粉红色，全长 18～25 毫米，裂片窄卵形，长 3～5 毫米；雄蕊着生在花被管 1/2 以上处，花丝长 3～5 毫米；花柱长 10～14 毫米，为子房长的 2 倍以上。浆果球形，直径 1～1.5 厘米，成熟时红色。花期 3～5 月，果期 9～10 月。

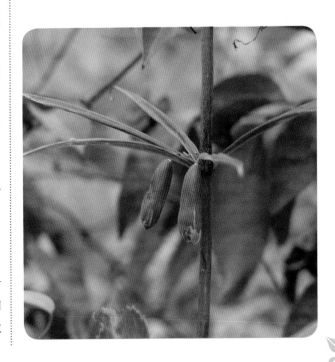

【生境分布】　生于林下、灌丛或阴湿草坡。分布于广西、四川、贵州、云南等省区。

【采收加工】　全年均可采挖，以秋季采挖者质量较好，挖出根茎，洗净，蒸后晒干。

【性状鉴别】　本品根茎肥厚，姜块状或连珠状，直往2～4厘米或以上，每一结节有明显茎痕，圆盘状，稍凹陷，宜往5～8毫米；须根痕多，常突出，表面黄白色至黄棕色，有明显环节及不规则纵皱。质实，较柔韧，不易折断，断面黄白色，平坦，颗粒状，有众多深色维管束小点。气微，味甜，有粘性。

【性味功能】　味甘，性平。有补气养阴，健脾，润肺，益肾的功能。

【炮　　制】
黄精：洗净泥土，略润，切片，晒干。
酒黄精：取拣净的黄精，洗净，用酒拌匀，装入容器内，密闭，坐水锅中，隔水炖到酒吸尽，取出，切段，晾干。

【主治用法】　用于脾胃虚弱，体倦乏力，口干食少，肺虚燥咳，精血不足，内热消渴。用量9～15克。

【现代研究】

1. 化学成分　本品含有多糖：黄精多糖；甾体皂苷：黄精皂苷A黄精皂苷B；黄酮、蒽醌类化合物：牡荆素木糖苷和5，4'一二羟基黄酮的糖苷、毛地黄精苷等；氨基酸等活性成分物质。

2. 药理作用　本品具有抗病原微生物、抗疲劳、抗氧化、延缓衰老、止血作用，并有抗病毒作用和降血糖作用。

【应　　用】
同多花黄精。

黄精

【基　源】　本品为百合科植物黄精的根茎。

【原植物】　别名：鸡头黄精。多年生草本，高达1.2米。根茎黄白色，圆锥状，先端膨大，全体形如鸡头，有细纵皱纹横生。茎上部稍攀援状。叶4～6片轮生，无柄，先端拳卷。2～4花集成伞形腋生，下垂；花被筒状，白色或淡黄色，裂片6，披针形；雄蕊6，生于花被筒中部或中部以上，花丝短。浆果球形，熟时紫黑色。花果期5～9月。

【生境分布】　生于山地林缘、灌丛中或山坡半阴地。分布于长江以北各地区。

【采收加工】　春、秋季采挖，蒸10～20分钟取出，晾晒。

【性状鉴别】　本品根茎结节状。一端粗，类圆盘状，一端渐细，圆柱状，全形略似鸡头，长2.5～11厘米，粗端直径1～2厘米，常有短分枝，上面茎痕明显，圆形，微凹，直径2～3毫米，周围隐约可见环节；细端长2.5-4厘米，直径5～10毫米，环节明显，节间距离5～15毫米，有较多须根或须根痕，直径约1毫米。表面黄棕色，有的半透明，具皱纹；有纵行纹理。质硬脆或稍柔韧，易折断，断面黄白色，颗粒状，有众多黄棕色给管束小点。气微，味微甜。

酒黄精：取拣净的黄精，洗净，用酒拌匀，装入容器内，密闭，坐水锅中，隔水炖到酒吸尽，取出，切段，晾干。

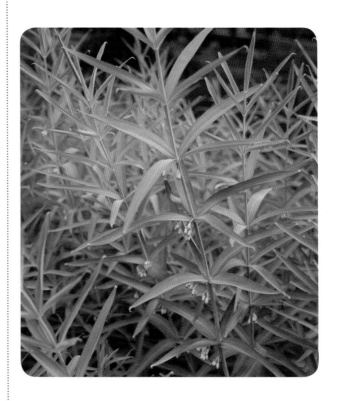

【性味功能】　味甘，性平。有补脾润肺，养阴生津，益气的功能。

【炮　　制】　黄精：洗净泥土，略润，切片，晒干。

【主治用法】　用于体虚乏力，心悸气短，肺燥干咳，糖尿病，高血压，久病伤津口干；外用黄精流浸膏治脚癣。用量9～12克。

【现代研究】

1. 化学成分　本品含有多糖、甾体皂苷、黄酮、蒽醌类化合物、氨基酸等活性成分。

2. 药理作用 本品具有抗病原微生物、抗疲劳、抗氧化、延缓衰老、止血、抗辐射、抗肿瘤作用，并有抗病毒作用和降血糖作用。

【应 用】

同多花黄精。

§ 玉竹

【基 源】 本品为百合科植物玉竹的根茎。

【原植物】 多年生草本。根茎横生，长柱形，黄白色，节间长，有结节，密生多数须根。茎单一，斜向一边。叶互生，几无柄，椭圆形或卵状长圆形，先端钝尖，基部楔形，全缘，中脉隆起，平滑或有乳头突起。1～3朵花簇生腋生，下垂；花被筒状，白色，先端6裂；雄蕊6，花丝丝状，白色；子房上位。浆果球形，熟时紫黑色。花期4～6月。果期7～9月。

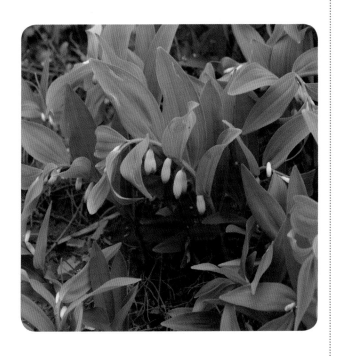

【生境分布】 生于林下阴湿处。分布于于全国大部分省区。

【采收加工】 春、秋季采挖，除去地上部及须根，洗净泥沙，置入锅中稍煮，即捞出，晾至半干后，反复用手搓揉2～3次，至内无硬心时，晒干。

【性状鉴别】 本品根茎圆柱形，有时有分枝，长10～20厘米，直径0.7～2厘米，环节明显，节间距离

1～15毫米，根茎中间或终端有数个圆盘状茎痕，直径0.5～1厘米，有时可见残留鳞叶，须根痕点状。表面黄白色至土黄色，有细纵皱纹。质柔韧，有时干脆，易折断，断面黄白色，颗粒状，横断面可见散列维管束小点。气微，味甜，有粘性。

【性味功能】 味甘，性平。有养阴润燥，生津止渴的功能。

【炮 制】

玉竹：除去杂质，洗净泥土，闷润至内外湿度均匀，切片，晒干。

蒸玉竹：取洗净的玉竹，置蒸器内加热蒸闷2～3次，至内外均呈黑色为度，取出，晒至半干，切片，再晒至足干。

【主治用法】 用于热病伤阴，口燥咽干，干咳少痰，心烦心悸，肺结核咳嗽，糖尿病，心脏病等症。用量9～15克。

【现代研究】

1. 化学成分 本品含玉竹粘多糖，玉竹果聚糖A、B、C、D，氮杂环丁烷-2-羧酸，还含黄精螺甾醇Poa，黄精螺甾醇甙Pob、Poc、PO1、PO2、PO3、PO4、PO5，黄精呋甾醇甙等成分。

2. 药理作用 本品具有降压、抗心肌缺血、降血糖、扩张血管、降血脂及动脉粥样硬化保护作用，并可增强免疫功能。

【应 用】

1. 糖尿病，高脂血症：玉竹、何首乌、山楂。水煎服。

2. 充血性心力衰竭：玉竹25克，水煎服。

3. 冠心病心绞痛：玉竹15克，党参9克，做浸膏，内服。

4. 风湿性心脏病：玉竹、枸杞子、桂圆肉、麦冬、生姜、大枣。水煎服。

§ 小玉竹

【基 源】 玉竹为百合科植物小玉竹的干燥根茎。

【原植物】 多年生草本。根状茎圆柱形，结节不粗大。叶互生，椭圆形至长椭圆形，顶端尖，下面具短糙毛，无柄。花序腋生，只有1花；花被筒状，白色或顶端黄绿色，顶端6齿裂；花丝着生近花被筒中部。浆果球形，蓝黑色。花期4～6月。果期7～9月。

【生境分布】　生于林下及山坡草地。分布于东北及河北、山西、山东等地。

【采收加工】　春、秋季采挖根茎，放锅中稍煮，晾至软后，反复用手搓揉至透明并晒干。

【性状鉴别】　本品根茎圆柱形，环节明显，节间距离 1～15 毫米，根茎中间或终端有数个圆盘状茎痕，直径 0.5～1 厘米，有时可见残留鳞叶，须根痕点状。表面黄白色至土黄色，有细纵皱纹。质柔韧，有时干脆，易折断，断面黄白色，颗粒状，气微，味甜，有粘性。

【性味功能】　味甘，性微寒。有养阴润燥，生津止渴的功能。

【炮　　制】　除去杂质，洗净泥土，闷润至内外湿度均匀，切片，晒干。

【主治用法】　用于热病口燥咽干，干咳少痰，心烦心悸，糖尿病，风湿性心脏病等症。用量 6～15 克。

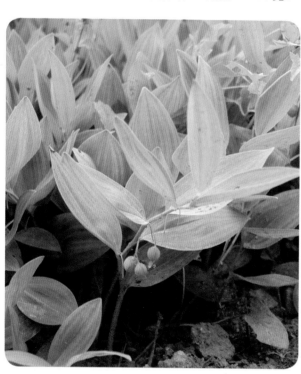

【现代研究】

1. 化学成分　暂无。

2. 药理作用　本品具有提高免疫力、强心作用，并有降血糖和降血脂等作用。

【应　　用】

1. 肺胃燥热、阴虚咳嗽：玉竹、沙参、麦冬。水煎服。

2. 感冒，有风热咳嗽、肺燥表现的：玉竹 9 克，生葱白 3 枚，桔梗 4.5 克，白薇、薄荷各 3 克，淡豆豉 12 克，炙甘草 1.5 克，红枣 2 枚。水煎服。

3. 风湿性心脏病：玉竹、枸杞子、桂圆肉、麦冬、生姜、大枣，水煎服。对于低血压者，需加炙甘草。

4. 冠心病心绞痛：玉竹 15 克，党参 9 克，水炖服。

9　知母

【基　　源】　本品为百合科植物知母的根茎。

【原植物】　别名：羊胡子。多年生草本。根茎肥厚，横生，有残留多数黄褐色纤维状旧叶残基，下部生多数肉质须根。叶基生，线形，质稍硬，基部扩大成鞘状。花茎直立；2～6 花成一簇，排成长穗状；花黄白色或淡紫色；内轮淡黄色。蒴果长圆形，种子黑色。花期 5～8 月。果期 8～9 月。

【生境分布】　生于向阳山坡、草地或干燥丘陵地。分布于东北、华北、西北及河内、山东、安徽、江苏等省区。

【采收加工】　春、秋季采挖，晒干；去外皮晒干者为"光知母"。

【性状鉴别】　本品呈长条状，微弯曲，略扁，偶有分枝，长 3～15 厘米，直径 0.8～1.5 厘米，一端有浅黄色的茎叶残痕。表面黄棕色至棕色，上面有一凹沟，具紧密排列的环状节，节上密生黄棕色的残存叶基，由两侧向根茎上方生长；下面隆起而略皱缩，并有凹陷或突起的点状根痕。质硬，易折断，断面黄白色。气微，味微甜、略苦，嚼之带黏性。

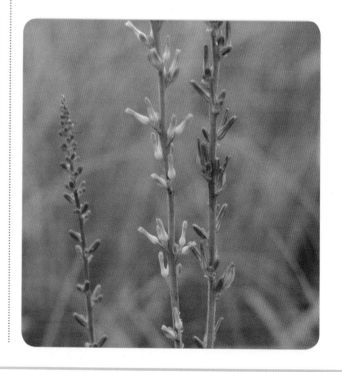

【性味功能】 味苦、甘，性寒。有滋阴降火，润燥滑肠的功能。

【炮 制】 知母：除去杂质，洗净，润透，切厚片，干燥，去毛屑。盐知母：取知母片，照盐水炙法炒干（每100斤加盐2斤半用开水化开）。

【主治用法】 用于热病烦渴，消渴，肺热咳嗽，午后潮热，梦遗，怀胎蕴热，肠燥，便秘等。用量4.5～9克。水煎服。

【现代研究】

1. 化学成分本品含有多种知母皂苷、知母多糖，尚含芒果苷、胆碱、烟酰胺、鞣酸及多种金属元素、黏液质、还原糖等。

2. 药理研究本品有抗菌、解热、降血糖、抗肿瘤作用，还有抗血小板作用，能影响肾上腺能和胆碱能神经系统的作用。

【应 用】

1. 暑疟，久热不退：知母、石膏、青蒿、麦冬、鳖甲、牛膝、橘红、小环钗、金银花。水煎服。

2. 骨蒸，盗汗：知母、地骨皮、鳖甲。水煎服。

3. 泌尿系感染：知母、茯苓、丹皮、泽泻各9克，黄柏6克，熟地24克，山萸肉、淮山药各12克。水煎服。

4. 紫斑和过敏性皮疹：知母加醋磨汁，搽患处。

5. 糖尿病患者口渴、烦热等肺胃燥热：知母、天花粉、麦冬，水煎服。

9 肉苁蓉

【基 源】 本品为列当科植物肉苁蓉带鳞叶的肉质茎。

【原植物】 别名：大芸、苁蓉。多年生肉质寄生草本。茎肉质肥厚，圆柱形，质坚硬，稍有韧性，不易折断，断面暗棕色或黑棕色，叶鳞片状，覆瓦状排列，卵形或卵状披针形，黄褐色，在下部排列较紧密。穗状花序，密生多花；苞片卵状披针形；花萼钟状，5浅裂，花冠顶端5裂。蒴果2裂，花柱宿存。花期5～6月，果期6～7月。

【生境分布】 生于荒漠中，分布于内蒙古、陕西、甘肃、新疆。

【采收加工】 3～5月采挖，置沙土中半埋半露，或切段晒干。

【性状鉴别】 本品长圆柱形，有时稍扁，略弯曲，长3～15厘米，直径5～15厘米，向上渐细，直径2～5厘米，有的切成段，上下直径相近。表面灰棕色或棕褐色，有纵沟，密被覆瓦状排列的肉质鳞叶，鳞叶菱形或三角形，宽0.5～1.5厘米，厚约2毫米，尚可见鳞叶脱落后留下的弯月形叶迹。质坚实，不易折断。断面棕色，有淡棕色维管束小点，环列成深波状或锯齿状。木部约占4/5，有时中空。表面和断面在光亮处有时可见结晶样小亮点。气微，味甜，微苦。

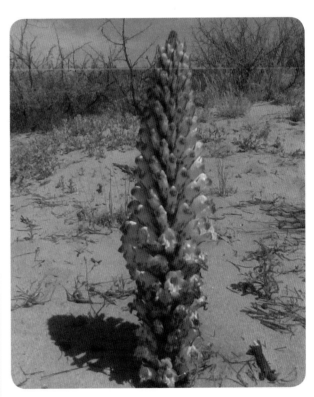

【性味功能】 味甘、咸，性温。有补肾阳，益精血，润肠通便的功能。

【炮 制】 肉苁蓉：拣净杂质，清水浸泡，每天换水1～2次，润透，纵切片，晒干。

酒苁蓉：取苁蓉片，用黄酒拌匀，置罐内密闭，坐水锅中，隔水加热蒸至酒尽为度，取出，晾干。

黑豆制：取肉苁蓉用米泔水漂泡3天，每天换水1次，去尽咸味，刮去表面鳞叶，切1.5厘米厚的片；然后取黑豆5千克炒香，分成3份，每次取1份掺水和肉苁蓉用微火煮干，取出至半干，再蒸透后晒干，另取黑豆1份同煮，蒸晒，反复3次，晒干即可。

【主治用法】 用于腰膝萎软，阳痿，遗精，不孕，赤白带下，腰酸背痛，肠燥便秘。用量6～9克。水煎服。

【现代研究】

1. 化学成分　本品含有肉苁蓉甙 A、B、C、H，洋丁香酚甙，2-乙酰基洋丁香酚甙，海胆甙七种苯乙醇甙成分，还含鹅掌楸甙，胡萝卜甙，甜菜碱，β-谷甾醇和苯丙氨酸，缬氨酸等氨基酸及琥珀酸，三十烷醇和多糖类成分。

2. 药理作用　本品对体液及细胞免疫均有增强作用，且能促进排便，并有抗阳虚作用。

【应　用】

1. 阳痿，遗精，腰膝萎软：肉苁蓉、韭菜子各 9 克。水煎服。

2. 神经衰弱，健忘，腰酸体倦，听力减退：肉苁蓉、枸杞子、五味子、麦冬、黄精、玉竹。水煎服。

3. 肾虚妇女不孕，崩漏带下：肉苁蓉、补骨脂、菟丝子、沙苑子、山萸肉。水煎服。

4. 老人气虚、血虚所致便秘：肉苁蓉 15 克，火麻仁、当归、生地、白芍各 9 克。水煎服。

9　天麻

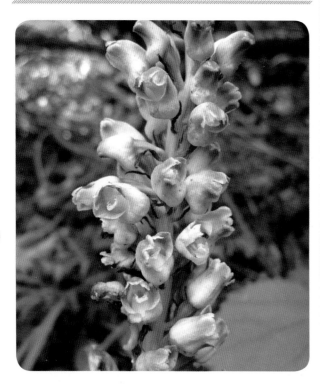

【基　源】　为兰科植物天麻的根茎。

【原植物】　别名：赤箭、明天麻多年生寄生植物，寄主为蜜环菌。地下茎横走，肥厚，肉质，椭圆形或卵圆形，有环节。茎单一，黄褐色，叶鳞片状，膜质，鞘状抱茎。总状花序顶生，苞片膜质，花淡黄绿色或黄色，

萼片和花瓣合生成筒状，先端 5 裂，蒴果长圆形至长倒卵形，有短梗。种子多细小，粉尘状。花期 6～7 月，果期 7～8 月。

【生境分布】　生于林下湿润处。有栽培。分布于吉林、辽宁、河南、安徽、江西、湖南、湖北、陕西、甘肃及西南各地区。

【采收加工】　冬季苗枯后或春季出苗前挖取根茎，刮去外皮，水煮或蒸至透心，用无烟火烘干。

【性状鉴别】　本品呈长椭圆形，扁缩而稍弯曲，长 5～12 厘米，宽 2～6 厘米，厚 0.5～3 厘米。表面黄白色或淡黄色，微透明，有纵皱及沟纹，并具由点状斑痕组成的环纹。顶端有红棕色芽苞（冬麻，俗称鹦哥嘴），或残留茎基或茎痕（春麻）；底部有圆脐形疤痕。质坚硬，不易折断，断面平坦，角质样，米白色或淡棕色，有光泽，内心有裂隙。气特异，味甘，微辛。

【性味功能】　味甘，性微温。有平肝熄风，镇痉，通络止痛的功能。

【炮　制】　天麻：拣去杂质，大小分档，用水浸泡至七成透，捞出，稍晾，再润至内外湿度均匀，切片，晒干。

炒天麻：先用文火将锅烧热，随即将片倒入，炒至微黄色为度。

煨天麻：将天麻片平铺于喷过水的表芯纸上，置锅内，用文火烧至纸色焦黄，不断将药片翻动至两面老黄色为度。

【主治用法】　用于头晕目眩，小儿惊风癫痫，肢体麻木，手足不遂，高血压，口眼歪斜等。研末吞服，每次 1.5 克。

【现代研究】

1. 化学成分　本品含有天麻甙，也称天麻素，另含天麻醚甙，又含对羟基苯甲基醇，对羟基苯甲基醛，4-羟苄基甲醚等成分。

2. 药理作用　本品具有镇静、抗惊厥、抗缺氧、抗炎作用，尚可增强免疫功能。

【应　用】

1. 眩晕头痛：天麻、黄芩、茯神、钩藤、栀子、杜仲、夜交藤、牛膝、益母草、桑寄生。水煎服。

2. 偏头痛：天麻 15 克，白芷 12 克，川芎、白花蛇、地龙各 9 克，水煎服。

3. 慢性风湿性关节炎：天麻、秦艽、羌活、牛膝、杜仲等，水煎服。

◊ 锁阳

【基　　源】　本品为锁阳科植物锁阳的肉质茎。

【原植物】　别名：铁棒锤、锈铁棒、锁严多年生寄生肉质草本，暗紫红色或棕红色。地下茎粗短，吸收根瘤状。茎圆柱状，埋入沙中，顶端露出地上，基部膨大，多皱缩，有纵沟，残存三角形黑棕色鳞片。穗状花序顶生，肉质，棒状，暗紫色。坚果球形。花期5～6月，果期8～9月。

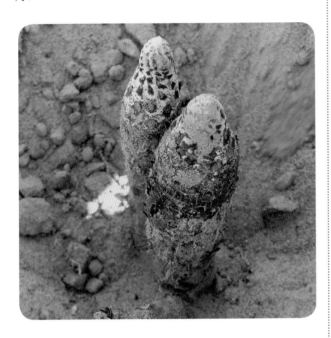

【生境分布】　生于干燥多沙地区，多寄生于白刺的根上。分布于内蒙古、宁夏、山西、甘肃、新疆、青海等省区。

【采收加工】　春季采挖，除去花序，趁鲜切片晒干。

【性状鉴别】　本品干燥全草呈扁圆柱形或一端略细，长8～21厘米，直径2～5厘米。表面红棕色至深棕色，皱缩不平，形成粗大的纵沟或不规则的凹陷，有时可见三角形的鳞片，和有部分花序存在。质坚硬，不易折断，断面略显颗粒性，棕色而柔润。气微香，味微苦而涩。

【性味功能】　味甘，性平。有补肾助阳，益精，润肠的功能。

【炮　　制】　趁鲜时切片晒，除去泥土杂质，洗净润透，切片晒干。

【主治用法】　用于阳痿，遗精，不孕，腰膝痿弱，神经衰弱，血枯便秘等。用量9～15克。

【现代研究】

1. 化学成分　本品含锁阳萜，已酰熊果酸，熊果酸。脂肪油中含链烷烃混合物，甘油酯，脂肪酸组成主要为棕榈酸，油酸等；甾醇包含β-谷甾醇，菜油甾醇，还含鞣质及天冬氨酸，脯氨酸等为主的氨基酸。

2. 药理作用　本品具有增强免疫及性功能的作用，能润肠通便，还有抗肿瘤、抗炎、降血压、促进唾液分泌等作用。

【应　　用】

1. 周围神经炎：锁阳、枸杞子、五味子、黄柏、知母、干姜、炙龟板。研末，酒湖为丸，盐汤送下。

2. 阳痿不孕：锁阳、肉苁蓉、枸杞各6克，菟丝子9克，淫羊藿15克。水煎服。

3. 肾虚滑精，腰膝酸弱，阳痿：锁阳、苁蓉、桑螵蛸、茯苓各9克，龙骨3克。研末，炼蜜为丸。

4. 心脏病：锁阳。油炸后，经常冲茶服。

5. 阳痿、早泄：锁阳、党参、山药、覆盆子。水煎服。

◊ 白术

【基　　源】　本品为菊科植物白术的根茎。

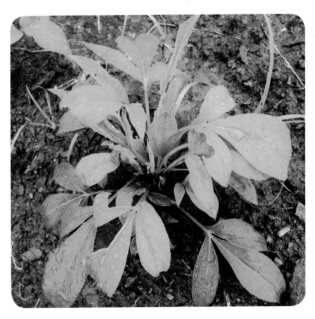

【原植物】　别名：于术、冬术、浙术。多年生草本，高30～80厘米。根状茎肥厚，拳状，分枝，灰黄色。茎直立，基部稍木质。叶互生，茎下部叶有长柄，3裂或

093

羽状5深裂，边缘有刺状齿；茎上部叶柄短，椭圆形至卵状披针形，不分裂，先端渐尖，基部狭，下延成柄，边缘有刺。单一头状花序顶生，总苞片5～7层；花多数全为管状花，花冠紫红色，先端5裂。瘦果椭圆形，冠毛羽状。花期9～10月。果期10～11月。

【生境分布】 生于山坡林边或灌林中。分布于陕西、安徽、江苏、浙江、江西、四川等省有栽培。

【采收加工】 立冬叶枯黄时，采挖生长2～3年生植株根部，烘干。

【性状鉴别】 本品为不规则的肥厚团块。表面灰黄色或灰棕色，有瘤状突起及断续的纵皱和沟纹，并有须根痕，顶端有残留茎基和芽痕。质坚硬不易折断，断面不平坦，黄白色至淡棕色，有棕黄色的点状油室散在；烘干者断面角质样，色较深或有裂隙。气清香，味甘、微辛，嚼之略带黏性。

【性味功能】 味甘、苦，性温。有益气，健脾，燥湿利水的功能。

【炮　制】

土炒白术：取白术片，用伏龙肝细粉炒至表面挂有土色，筛去多余的土。

炒白术：将蜜炙麸皮撒入热锅内，待冒烟时加入白术片，炒至焦黄色、逸出焦香气，取出，筛去蜜炙麸皮。

【主治用法】 用于脾虚食少，消化不良，慢性腹泻，倦怠无力，痰饮水肿，自汗，胎动不安。用量6～12克。

【现代研究】

1. 化学成分 本品主要含挥发油，其主要成分为苍术醇、苍术酮、白术内酯等。尚含炔类、白术多糖、多种氨基酸和维生素A等。

2. 药理作用 本品对胃肠运动有双向调节作用；有强壮作用，能促进小鼠体重增加；能促进细胞免疫功能；还能保肝、利胆、利尿、降血糖、抗凝、降压、抑制细菌和真菌等作用。

【应　用】

1. 慢性消化不良、慢性非特异性结肠炎：白术、木香、砂仁、枳实。水煎服。

2. 小儿流涎：益智、白术、芝麻，和面制饼，常食。

3. 病后体弱：白术、淮山药、芡实。水煎服。

4. 风湿性关节炎：白术、威灵仙、防己、桑枝。

9 茅苍术（苍术）

【基　源】 苍术为菊科植物茅苍术的根茎。

【原植物】 别名：南苍术多年生草本。根茎横生，结节状圆柱形。叶互生，革质，披针形，先端渐尖，基部渐狭，边缘有锯齿；下部叶不裂或3裂。头状花序顶生，下有羽裂叶状总苞一轮，总苞圆柱形，苞片6～8层，卵形至披针形；两性花有多数羽状长冠毛，花冠白色，长管状。瘦果长圆形，有白毛。花期8～10月。果期9～10月。

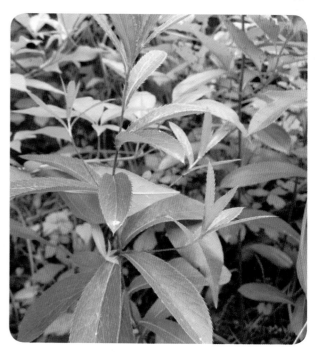

【生境分布】 生于山坡灌丛、草丛中。分布于河南、山东、安徽、江苏、浙江、江西、湖北、四川等省。

【采收加工】 春、秋二季采挖，晒干，撞去须根。

【性状鉴别】 不规则根茎，连珠状或结节状圆柱形，稍弯曲，偶有分歧，长3～10厘米，直径5～20毫米。表面灰棕色，有皱纹、横曲纹及须根痕。质坚硬，不易折断，断面黄白色或灰白色，有多数油室，红棕色。气香特异，味微甘、辛、苦。

【性味功能】 味辛、苦，性温。有健脾燥湿，祛风，散寒的功能。

【主治用法】 用于湿阻脾胃，消化不良，寒湿吐泻，胃腹胀痛，水肿，风寒湿痹，湿痰留饮，夜盲症等。用量3～9克。

【现代研究】

1. 化学成分 本品根主要含有茅术醇和 β - 桉叶醇混合的挥发油成分。其根茎中尚含苍术酮、苍术素、苍术素醇等成分。

2. 药理作用 本品丙酮提取物有较强的抗缺氧能力，还有保肝、降血糖和镇静作用。

【应　用】

1. 消化不良，脘腹胀满、食欲不振、舌苔厚腻：苍术、厚朴各4.5克，陈皮、甘草各3克。水煎服。

2. 夏季水泻，湿热较重：苍术、银花、茯苓。水煎服。

3. 风湿：苍术、麻黄、桂枝、薏苡仁，水煎服。

4. 夜盲症：苍术120克，木贼60克，研末混和，饭时随蔬菜调6克同服。

❺ 金毛狗脊（贯众）

【基　源】 狗脊为蚌壳蕨科植物金毛狗脊的根茎。

【原植物】 别名：金毛狗、金毛狮子、猴毛头。多年生大型蕨类植物。根茎粗壮，顶端同叶柄基部密生金黄色长柔毛，有光泽。叶片大，三回羽状分裂；末回裂片线形略呈镰刀形。叶革质或厚纸质。孢子囊群生于下部小脉顶端，囊群盖坚硬，棕褐色，横长圆形，两瓣状，成熟时张开如蚌壳。

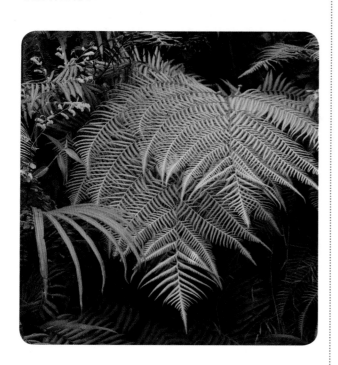

【生境分布】 生于沟边及林下阴处。分布于南方大部分省区。

【采收加工】 全年可采挖根茎，切片晒干，为生狗脊。或蒸后，晒至六七成干时，再切片晒干，为熟狗脊。

【性状鉴别】 本品根茎呈不规则的长块状。外附光亮的金黄色长柔毛，上部有几个棕红色木质的叶柄，中部及下部丛生多数棕黑色细根。质坚硬，难折断。气无，味淡，微涩。

【性味功能】 味苦、甘，性温。有补肝肾，强腰膝，除风湿的功能。

【炮　制】 取砂子置锅内炒至轻松，加入拣净的狗脊，用武火炒至鼓起并显深黄色，取出，筛除砂子，风晾后，撞去或刮净黄绒毛。

【主治用法】 用于风寒湿痹，腰背强痛，足膝无力，小便失禁，白带过多。用量6～12克。肾虚有热，小便不利或短涩黄赤，口苦舌干者忌服。

【现代研究】

1. 化学成分 本品根茎含淀粉30％左右。并含鞣质类。

2. 药理作用 本品的金黄色茸毛对外伤性出血有明显的止血效果，其作用较明胶海绵迅速。

【应　用】

1. 外伤出血，创口不愈溃疡：狗脊，研末，撒敷患处。

2. 风寒骨痛，腰肌劳损，半身不遂：狗脊15克，水煎服。或浸酒服。

3. 风湿性关节炎：狗脊15克，石楠藤9克，酒水各半煎服。

4. 腰腿痛：狗脊、何首乌、茜草、牛膝、杜仲、五加皮各9克，水煎服。

❺ 狗脊蕨（狗脊贯众）

【基　源】 狗脊贯众为乌毛蕨科植物狗脊蕨带叶柄基的根茎。

【原植物】 多年生草本。根茎粗大，倾斜，密有棕褐色膜质披针形鳞片及黑色细根。叶卵状长圆形，近革质或厚纸质，叶轴顶部无芽孢，2回羽状深裂，基部不对称，羽裂较浅约1/2；裂片三角状卵形或长圆状三角形，先端有软骨质尖锯齿。孢子囊群着生在近主脉两侧的一行网脉上，囊群盖长肾形，褐色，成熟时向内开裂。

【生境分布】 生于疏林下。分布于浙江、江西、

095

福建、湖北、湖南、广东、广西、四川、贵州、云南等省区。

【采收加工】　春、秋采挖，削去叶柄、须根，除净泥土，晒干。

【性味功能】　味甘，性温，有小毒。有除风湿，强腰膝的功能。

【性状鉴别】　本品圆柱状或四方柱形，挺直或稍弯曲。上端较粗钝，下端较细。根茎粗壮，密被粗短的叶柄残基，棕红色鳞片和棕黑色细根。叶柄残基近半圆柱形，镰刀状弯曲，背面呈肋骨状排列，腹面呈短柱状密集排列。质坚硬，难折断，叶柄残基横切面可见黄白色小点2～4个（分体中柱），内面的1对成"八"字形排列。气微弱，味微苦、涩。

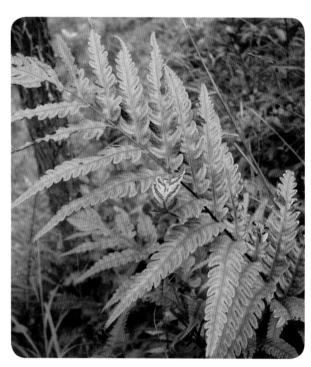

【主治用法】　用于风寒骨痛，腰肌劳损。用量9～15克，水煎服。

【现代研究】

1. 化学成分　本品含痕量的东北贯众素及含儿茶酚衍生物。

2. 药理作用　本品根茎及叶柄基部的煎剂在体外对猪蛔虫头段有不同程度的抑制和松弛作用。

【应用】

1. 风寒骨痛，半身不遂，腰肌劳损：狗脊贯众15克。水煎服。

2. 类风湿性脊椎炎：狗脊贯众、牛膝、续继、杜仲、

当归身各9克。水煎服。

3. 外伤出血，创口不愈引起的溃疡：狗脊贯众，研末，涂敷患处。

4. 风湿性关节炎：狗脊贯众，研末，酒调敷患处。

6　单芽狗脊蕨（狗脊贯众）

【基源】　狗脊贯众为乌毛蕨科植物单芽狗脊蕨的带叶柄基的根茎。

【原植物】　多年生草本。根茎粗大，倾斜，密被棕褐色膜质披针形鳞片及黑色细根。孢子叶与营养叶同型；叶柄黄绿色；叶片卵状长圆形，近革质或厚纸质，在叶轴顶部和羽片着生处下面生有具红棕色鳞片包被的芽孢，2回深羽裂达4/5，基部对称；裂片三角状卵形或长圆状三角形，先端有软骨质尖锯齿。孢子囊长肾形，褐色，成熟时向内开裂。

【生境分布】　生于林下或灌丛中。分布于陕西、甘肃、江苏、浙江、江西、福建、台湾、湖北、湖南、广东、广西、四川、贵州、云南、西藏等省区。

【采收加工】　春、秋采挖，削去叶柄、须根，晒干。

【性味功能】　味苦、甘，性温。有补肝肾，强腰膝，除风湿的功能。

【性状鉴别】　本品呈长圆柱形或削成方柱状，红棕色至黑褐色。鳞片红棕色披针形。叶柄残基横切面可见黄白色小点5～8个（分体中柱），余同"狗脊蕨"。

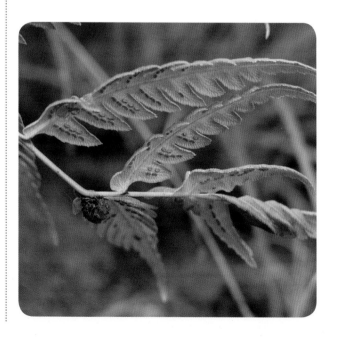

【主治用法】 用于风湿性关节炎，膝腿痛，手足麻痹，下肢无力，小便失禁，血崩，白带。用量9～15克。

【现代研究】

1. 化学成分 本品含痕量的东北贯众素及含儿茶酚衍生物。

2. 药理作用 同"狗脊蕨"。

【应　用】

1. 体弱老人类风湿性脊椎炎：狗脊贯众、牛膝、续断、杜仲、桑枝、当归身、宣木瓜等各9克，秦艽、桂枝各6克。水煎服。

2. 关节炎：狗脊贯众、石楠藤各9克。酒水各半，煎服。

3. 肾病腰腿痛：狗脊贯众、何首乌、茜草、牛膝、杜仲、五加皮各9克。水煎服。

⑤ 荚果蕨（贯众）

【基　源】 贯众为球子蕨科植物荚果蕨带叶柄基的干燥根茎。

【原植物】 别名：小贯众多年生草本。根状茎短而直立，鳞片棕色，膜质。叶二型，莲座状。营养叶柄密被鳞片；叶披针形，2回羽状深裂；羽片40～60对，互生，线状披针形至三角状耳形，边缘有波状圆齿或两侧基部全缘；叶脉羽状，分离。孢子叶狭倒披针形，一回羽状，羽片两侧向背面反卷成荚果状，深褐色。叶脉先端突起成囊托。孢子囊群圆形，具膜质盖。

【生境分布】 生于林下。分布于东北、华北及陕西、四川、西藏等省区。

【采收加工】 夏、秋采挖，削去叶柄，须根，除净泥土，晒干。

【性状鉴别】 本品呈圆纺锤形或歪椭圆形，密布叶柄基部，顶端可见黄棕色膜状鳞片。叶柄基部扁三棱形，上宽下细，向内弯曲；表面黑棕色，微有光泽，背面有纵棱5～6条，中间1条明显隆起，有的上端可见1～2条呈飞鸟形皱纹，腹面亦有纵棱；质硬，横切面外皮黑色，内面淡棕色，有线形维管束2，排成八字形。基部根茎外露。味微涩。

【性味功能】 味苦，性微寒。有小毒。有清热解毒，止血，凉血，杀虫的功能。

【主治用法】 用于虫积腹痛，热毒疮疡，疟腮肿痛，蛔虫，崩漏及流感等。用量5～15克。孕妇慎服。生用清热解毒，炒炭用止血。

【现代研究】

1. 化学成分 本品荚果蕨素、甲氧基荚果蕨素、荚果蕨酚等。根茎含坡那甾酮A、蜕皮甾酮、蕨甾酮、蝶甾酮、羟基促蜕皮甾酮等。叶中含维生素、蛋白质、糖及多种烯酸类化合物等。

2. 药理作用 根茎煎剂在体外对猪蛔虫有效；对腺病毒、乙型脑炎、单纯疱疹等病毒有较强抑制作用；对流感杆菌、脑膜炎双球菌、痢疾杆菌有抑制作用；对皮肤真菌也有一定抑制作用。其根茎及叶具有镇静、解痉及抗癫痫作用。

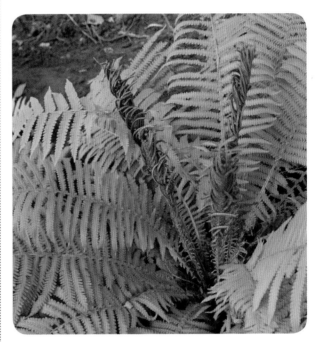

【应　用】

1. 预防感冒：贯众9克。水煎服。

2. 预防流行性脑脊髓膜炎：贯众2克，制成粉剂或片剂，内服。

3. 胆道蛔虫病：贯众、苦楝皮各15克。水煎服。

4. 血痢不止：贯众15克，酒煎服。

⑤ 粗茎鳞毛蕨（绵毛贯众）

【基　源】 绵毛贯众为鳞毛蕨科植物粗茎鳞毛蕨的干燥根茎。

【原植物】 别名：贯众、野鸡膀子、牛毛广。

多年生草本植物。根茎粗大，块状，斜生，有坚硬的叶柄残基及黑色细根，密被锈色或深褐色大鳞片；叶簇生于根茎顶端，具长柄，二回羽状全裂或深裂，中轴及叶脉上被有褐色鳞片。孢子囊群着生于叶中部以上的羽片上，囊群近肾形或圆肾形。

【生境分布】 生于林下湿地，沼泽地。分布于东北、河北及内蒙古等地。

【采收加工】 夏秋采挖，削去叶柄、须根，除去泥土，晒干，或纵切成两半晒干。

【性味功能】 味苦，性微寒，有小毒。有驱虫、清热解毒的功能。

【主治用法】 用于虫积腹痛，热毒疮疡，痄腮肿痛，崩漏及防治流感等。用量5～15克。驱虫、清热解毒生用；止血炒炭用。有小毒。

【现代研究】

1. 化学成分 本品主要含间苯三酚衍生物绵马精，其分解产生绵马酸类、黄绵马酸类、白绵马素、去甲绵马素类、绵马次酸及微量粗蕨素等。

2. 药理作用 本品具有清热解毒、止血杀虫等功效。现代研究表明，还具有抗肿瘤、抗疟、抗病毒、抑菌、兴奋子宫等作用。

【应 用】

1. 流感，气管炎：绵毛贯众9克。水煎服。

2. 虫积腹痛：绵毛贯众、牡丹皮、莲蓬（炭）各9克。水煎服。

3. 创伤出血：绵毛贯众、炒炭研末，敷出血处。

9 紫萁（紫萁贯众）

【基 源】 紫萁贯众为紫萁科植物紫萁的带叶柄基的干燥根茎。

【原 植 物】 多年生草木。根茎粗壮纺锤形、类球形，横卧或斜升，无鳞片。叶二型，幼时密被绒毛，营养叶有长柄；叶三角状阔卵形，顶部以下二回羽状，小羽片长圆状披针形，先端钝或尖，基部圆形或宽楔形，边缘有细钝锯齿。孢子叶与营养叶异型，着生孢子囊的小羽片卷缩成条形，小羽片穗状，在孢子叶先端形成长大的深棕色孢子囊穗，成熟后枯萎。

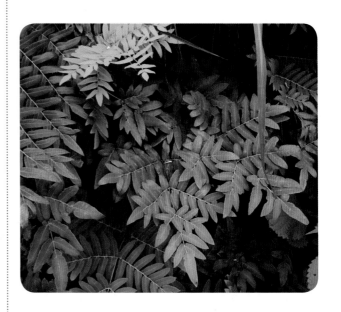

【生境分布】 生于林下、山脚或溪边的酸性土上。分布于山东、江苏、浙江、江西、福建、湖北、湖南、广东、广西、四川、贵州等省区。

【采收加工】 春、秋采挖，削去叶柄、须根，晒干。

【性状鉴别】 品略呈圆柱形，稍弯曲。根茎无鳞片，上侧密生叶柄残基，下侧着生多数棕黑色弯曲的细根。叶柄基部呈扁圆柱形，弯曲。长4～6厘米，直径3～5毫米，具托叶翅，但翅多已落，表面棕色或棕黑色，横断面呈新月形或扁圆形，维管束组织呈U形，且常与外层组织分离。味微涩。

【性味功能】 味苦，性寒。有清热解毒，驱虫，止血的功能。

【炮 制】 紫萁贯众：取原药材，除去杂质，洗净，润透，切厚片或小块，干燥。紫萁贯众炭：取紫萁贯众块（片），置锅内，用武火炒至表面呈焦黑色、内部

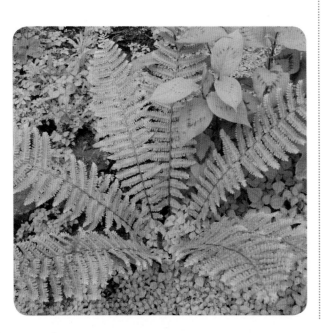

呈棕褐色时，喷淋少许清水，熄灭火星，取出凉透。

【主治用法】 用于感冒、鼻衄头晕、痢疾、崩漏等。用量3～15克。

【现代研究】

1. 化学成分 本品含尖叶土杉甾酮A、蜕皮甾酮、紫萁内酯、紫云英苷、异白果双黄酮以及赖氨酸、多量淀粉和纤维素等。

2. 药理作用 本品在体外对金黄色葡萄球菌，绿脓杆菌均有抑制作用，有驱虫作用和抗病毒作用。临床上选方可用于治疗流行性感冒、麻疹、产后流血等。

【应　　用】

1. 钩虫病：贯众、川楝子各9克，紫苏6克。水煎服。

2. 妇女血崩：贯众、牡丹皮、莲蓬（炭）各9克。水煎服。

3. 蛔虫病：紫萁贯众水煎浓缩片，口服4.5～9克（相当于生药50克）。

₆ 巴戟天

【基　源】 本品为茜草科植物巴戟天的根。

【原植物】 别名：鸡肠风、猫肠筋。藤状灌木。根圆柱形肉质，膨大呈念珠状。叶对生，长圆形，先端急尖或短渐尖，基部钝圆形，全缘，有短粗毛。花2～10朵呈头状顶生枝端。白色，花冠肉质，漏斗状，4深裂；雄蕊4；子房下位，花柱2深裂。核果近球形，红色。种子4。花期4～7月。果期6～11月。

【生境分布】 生于山谷、疏林下。分布于福建、广东、广西、云南等省区。有栽培。

【采收加工】 秋季采挖部，晒半干，用木棍打扁，再晒干。

【性状鉴别】 本品根扁圆柱形式圆柱形，略弯曲，长度不等，直径1～2厘米，表面灰黄色或灰黄棕色，有的微带紫色，具纵皱及深陷的横纹，有的呈缢缩状或皮部横向断离而露出木部，形如鸡肠。质坚韧，断面不平，皮部厚5～7毫米，淡紫色，木部直径2～4毫米。气微，味苦，略涩。

【性味功能】 味甘、辛，性微温。有壮阳补肾、强筋骨、祛风湿的功能。

【炮　　制】

巴戟天：拣去杂质，用热水泡透后，趁热抽去木心，

切段，晒干。

炙巴戟：取甘草，捣碎，置锅内加水煎汤，捞去甘草渣，加入拣净的巴戟天，煮至松软能抽出木心时，取出，趁热抽去木心，晒干。

盐巴戟：取拣净的巴戟天，用盐水拌匀，入笼蒸透，抽去木心，晒干。

【主治用法】 用于阳痿遗精，宫冷不孕，月经不调，少腹冷痛，风寒湿痹，腰膝酸痛，脚气等症。用量3～10克。

【现代研究】

1. 化学成分 本品含蒽醌类成分：甲基异茜草素、甲基异茜草素-1-甲醚，大黄素甲醚，2-羟基羟甲基蒽醌等，还含环烯醚萜成分：水晶兰甙，四乙酰车叶草甙，又含葡萄糖，β-谷甾醇，棕榈酸，维生素C，十九烷，尚含锌、锰、铁、铬等元素成分。

2. 药理作用 本品具有增加体重及抗疲劳作用，并有降压、抗炎，促进皮质酮分泌作用，尚可增强免疫功能。

【应　　用】

1. 腰膝风湿疼痛、肌肉无力：巴戟天、牛膝、川断、山萸肉各9克，寄生15克，杜仲3克。水煎服。

2. 阳痿，早泄，遗精：巴戟天、山茱萸、金樱子各9克，地黄12克。水煎服。

3. 肾虚遗尿，小便频数：巴戟天、山萸肉、菟丝子、桑螵蛸各9克。水煎服。

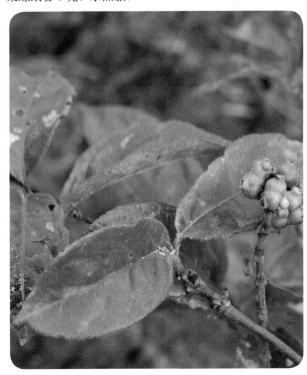

远志

【基　源】 本品为远志科植物远志的根或根皮。

【原 植 物】 别名：细叶远志、小草、小草根。多年生草本。根圆柱形。叶互生，线形或线状披针形，全缘，无毛。总状花序侧生小枝顶端，淡蓝色或蓝紫色。花瓣3；中央1瓣呈龙骨瓣状，下面顶部有鸡冠状附属物。蒴果近圆形，顶端凹陷。种子2粒，长圆形。花期5～7月，果期6～9月。

【生境分布】 生于向阳或砂质干山坡、路旁或河岸谷地。有栽培。分布于东北、华北、西北及河南、山东、安徽、江苏、浙江、江西等省区。

【采收加工】 春、秋季采挖根部，晒至皮部稍皱缩，用手揉搓抽去木心，晒干，为远志筒。将皮部剖开，除去木部，为远志肉；不去木部，为远志棍。

【性状鉴别】 本品呈圆柱形，略弯曲。表面灰黄色至灰棕色，有较密并深陷的横皱纹、纵皱纹及裂纹，老根的横皱纹较密更深陷，略呈结节状。质硬而脆，易折断，断面皮部棕黄色，木部黄白色，皮部易与木部剥离。气微，味苦、微辛，嚼之有刺喉感。

【性味功能】 味苦、辛，性温。有安神化痰，消痈肿的功能。

【炮　制】 除去杂质，略洗，润透，切段，干燥。

【主治用法】 用于神经衰弱，惊悸健忘，多梦失眠，寒痰咳嗽，支气管炎，腹泻，膀胱炎等症。用量3～9克。

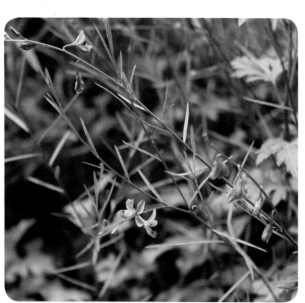

【现代研究】

1. 化学成分　本品主要有效成分为皂苷、口山酮、寡糖酯和生物碱等。

2. 药理作用　本品有镇静、抗惊厥、祛痰、降压等作用；具有较强的子宫兴奋作用。

【应　用】

1. 神经衰弱，健忘心悸，失眠：远志3克，研粉，米汤冲服。

2. 慢性气管炎：远志、甘草、曼陀罗浸膏，蜂蜜制丸，早晚服。

3. 咳嗽痰多：远志、紫菀、杏仁各9克，桔梗、生甘草各3克。水煎服。

4. 寒痰喘咳：远志、川贝、半夏、茯苓。水煎服。

淫羊藿

【基　源】 本品为小檗科植物淫羊藿的干燥地上部分。

【原 植 物】 别名：三枝九叶草、仙灵脾。多年生草本。茎生叶二回三出复叶，先端宽阔锐尖，基部深心形。顶生聚伞状圆锥花序，被腺毛；花白色；花萼8；花瓣4，距短于内轮萼片；雄蕊4；雌蕊1，花柱长。果纺锤形，成熟时2裂；种子1～2，褐色。花期6～7月，果期8月。

【生境分布】 生于灌丛或山沟阴湿处。分布于全国大部分地区。

【采收加工】 夏、秋季采割，除去粗梗及杂质，晒干或阴干。

【性状鉴别】 本品茎细圆柱形，长约20厘米，表面黄绿色或淡黄色，具光泽。茎生叶对生，二回三出复叶；小叶片卵圆形，长3～8厘米，宽2～6厘米；先端微尖，顶生小叶基部心形，两侧小叶较小，偏心形，外侧较大，呈耳状，边缘具黄色刺毛状细锯齿；上表面黄绿色，下表面灰绿色，主脉7～9条，基部有稀疏细长毛，细脉两面突起，网脉明显；小叶柄长1～5厘米。叶片近革质。无臭，味微苦。

【性味功能】 味辛，性温。有补肝肾，强筋骨，助阳益精，祛风除湿的功能。

【炮　制】

淫羊藿：拣净杂质，去梗，切丝，筛去碎屑。

炙淫羊藿：先取羊脂油置锅内加热熔化，去渣，再加入淫羊藿微炒，至羊脂油基本吸尽，取出放凉。

【主治用法】 用于阳痿、腰膝痿弱、风寒湿痹、神疲健忘、四肢麻木及更年期高血压症。用量3～9克。

【现代研究】

1. 化学成分 本品含有淫羊藿黄酮甙，淫羊藿黄酮次甙Ⅰ，并含钾、钙等无机元素，尚含挥发油、蜡醇、卅一烷、植物甾醇、鞣质、脂肪油，且脂肪酸有棕榈酸、硬脂酸、油酸、亚油酸。

2. 药理作用 本品具有雄性激素样作用，能增强性机能，并有抑菌、镇咳、祛痰与平喘、降压作用。

【应　用】

1. 肾虚阳萎、妇女不孕：淫羊藿9克，枸杞子12克，沙苑子、五味子、山萸肉各9克。水煎服。

2. 小儿麻痹症急性期和后遗症期：淫羊藿3克，桑寄生、钩藤各9克。水煎服。

3. 慢性气管炎：淫羊藿3.6克，紫金牛0.9克，研粉，加蜂蜜服。

4. 妇女更年期高血压：淫羊藿、仙茅各12克，当归、巴戟、黄柏、知母各9克。水煎服。

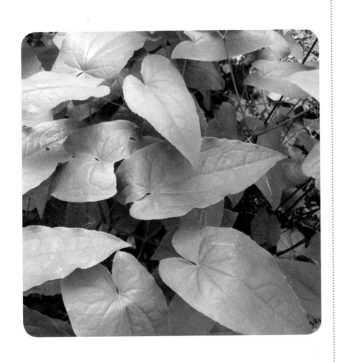

᧒ 朝鲜淫羊藿

【基　源】 淫羊藿为小檗科植物朝鲜淫羊藿的干燥地上部分。

【原植物】 别名：淫羊藿、三枝九叶草。多年生草本。根茎横走，生多数须根。无基生叶；茎生叶一，二回三出复叶，生于茎顶，与茎相接触处具关节；小叶9，卵形，基部深心形，常歪斜，先端锐尖，边缘具刺毛状微细锯齿。总状花序与茎叶对生于茎顶两侧，单一或由基部分歧，有长梗，具关节，顶生4～6朵花；花较大，花瓣淡黄色或黄白色，花瓣有长距。果纺锤形，2瓣裂，小裂瓣脱落。花期4～5月，果期5～6月。

【生境分布】 生于多阴蔽的杂木林下或灌丛中。分布于东北及河南、山东、湖南、陕西、甘肃、贵州、四川等地。

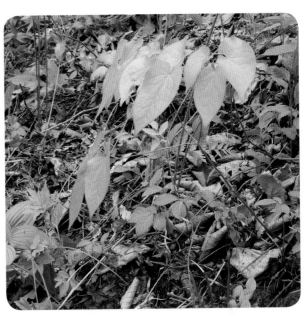

【采收加工】 夏、秋时割取地上部，晒至半干后扎小捆，再晒干或晾至全干。

【性状鉴别】 本品茎细圆柱形，长约20厘米，表面黄绿色或淡黄色，具光泽。茎生叶对生，二回三出复叶；小叶片卵圆形，长4～10厘米，宽3.5～7厘米，先端长尖。叶片较薄，顶生小叶基部心形，两侧小叶较小，偏心形，边缘具黄色刺毛状细锯齿；上表面黄绿色，下表面灰绿色，主脉7～9条，基部有稀疏细长毛，细脉两面突起，网脉明显；小叶柄长1～5厘米。叶片近革质。无臭，味微苦。

【性味功能】 味辛，性温。有补肝肾、强筋骨、助阳益精、祛风除湿等功能。

【炮　制】

淫羊藿：拣净杂质，去梗，切丝，筛去碎屑。

炙淫羊藿：先取羊脂油置锅内加热熔化，去渣，再加入淫羊藿微炒，至羊脂油基本吸尽，取出放凉。

【主治用法】 用于阳痿、腰膝痿弱、风寒湿痹、神疲健忘、四肢麻木及更年期高血压症。用量3～9克。阴虚阳旺者忌用。

【现代研究】

1. 化学成分 本品含有淫羊藿黄酮甙及淫羊藿属甙A，淫羊藿定 A、B、C，淫羊藿定A1、B1，槲皮素，脱水淫羊藿素-3-鼠李糖甙，朝鲜淫羊藿属甙Ⅰ、Ⅱ，还含菜油甾醇，β-谷甾醇，β-谷甾醇-3-葡萄糖甙，此外尚含钙等无机元素。

2. 药理作用 本品具有雄性激素样作用，能增强性机能，并有抑菌、镇咳、祛痰与平喘、降压作用。

【应 用】
同淫羊藿。

§ 柔毛淫羊藿

【基 源】 淫羊藿为小檗科植物柔毛淫羊藿的干燥地上部分。

【原植物】 别名：毛叶淫羊藿。根茎发达，具不规则状横走分枝，叶背面叶柄密生白色长柔毛，尤以叶脉基部为多，叶缘锯齿长至2毫米以上，花瓣短距状。

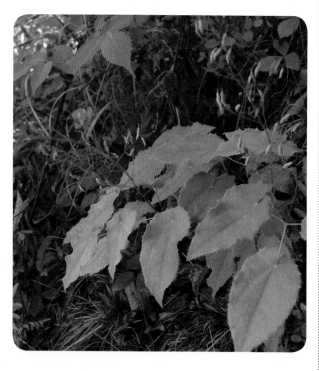

【生境分布】 生于山坡沟边、岩石旁、水沟旁等草丛或灌木丛。分布于四川、陕西、贵州、湖北等省。

【采收加工】 于夏、秋割取地上部，除去杂质，晒至半干时扎成小捆，再晒干。

【性状鉴别】 本品茎细圆柱形，表面黄绿色或淡黄色，具光泽。茎生叶对生，二回三出复叶；小叶片卵圆形，先端微尖，顶生小叶基部心形，两侧小叶较小，偏心形，外侧较大，呈耳状，边缘具黄色刺毛状细锯齿；上表面黄绿色，下表面灰绿色，叶下表面及叶柄密被绒毛状柔毛。细脉两面突起，网脉明显；小叶柄长1～5厘米。叶片近革质。无臭，味微苦。

【性味功能】 味辛，性温。有补肝肾、强筋骨、助阳益精、祛风除湿等功能。

【炮 制】

淫羊藿：拣净杂质，去梗，切丝，筛去碎屑。

炙淫羊藿：先取羊脂油置锅内加热熔化，去渣，再加入淫羊藿微炒，至羊脂油基本吸尽，取出放凉。

【主治用法】 用于阳痿、腰膝痿弱、风寒湿痹、神疲健忘、四肢麻木及更年期高血压症。用量3～9克。阴虚阳旺者忌用。

【现代研究】

1. 化学成分 本品含有淫羊藿黄酮甙，淫羊藿黄酮次甙Ⅰ，淫羊藿属甙C，藿甙Ⅱ、Ⅳ，金丝桃甙及柔藿甙，此外尚含钙等无机元素等成分。

2. 药理作用 本品具有雄性激素样作用，能增强性机能，并有抑菌、镇咳、祛痰与平喘、降压作用。

【应 用】

1. 阳萎、腰膝无力：淫羊藿适量浸酒服。或淫羊藿、熟地、枸杞子、仙茅、蛇床子、韭菜子、肉苁蓉各6克。水煎服。

2. 慢性气管炎：淫羊藿。制丸剂，每次6克，冲开水服。

§ 箭叶淫羊藿

【基 源】 淫羊藿为小檗科植物箭叶淫羊藿等的干燥地上部分。

【原植物】 别名：铁连角、铁箭头、阴阳合、三叉骨。根茎结节状。基出叶1～3；茎生叶2，三出复叶，小叶狭卵圆形或卵状披针形，先端尖，边缘有刺毛，下面有粗短硬毛。侧生小叶基部心形，不对称，外裂片箭形，有刺毛状锯齿，上面有光泽，下面密布伏毛，叶较厚，革质。

总状花序或下部分枝成圆锥花序；花萼外轮 4 片有紫色斑点；内轮 4 片较大，白色；花瓣 4，囊状，距短或近无距。果卵圆形。种子数粒，肾形，黑色。花期 2～3 月。果期 4～5 月。

【生境分布】　生于林下阴湿处。分布于陕西、甘肃及长江以南各地区。

【采收加工】　夏、秋季割地上部分，扎成小把，晒干或晾干。

【性状鉴别】　本品小叶片长卵形至卵状披针形，长 4～12 厘米，宽 2.5～5 厘米；先端渐尖，两侧小叶基部明显偏斜，外侧呈箭形。下表面疏被粗短伏毛或近无毛。叶片革质。无臭，味微苦。

【性味功能】　味辛，性温。有补肝肾，强筋骨，

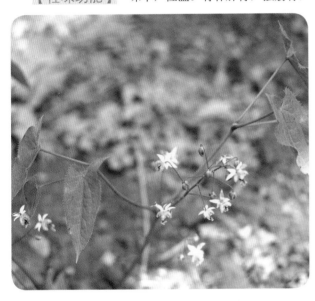

祛风除湿的功能。

【炮　　制】

淫羊藿：拣净杂质，去梗，切丝，筛去碎屑。

炙淫羊藿：先取羊脂油置锅内加热熔化，去渣，再加入淫羊藿微炒，至羊脂油基本吸尽，取出放凉。

【主治用法】用于阳痿，腰膝痿弱，风寒湿痹，神疲健忘，四肢麻木，更年期高血压症，慢性气管炎及半身不遂等症。用量 3～9 克。阴虚阳旺者忌用。

【现代研究】

1. 化学成分　本品含有淫羊藿黄酮甙，皂式，苦味质，鞣质，挥发油，二十六醇，三十烷，植物甾醇，油酸，亚油酸，软脂酸，槲皮素，尚含少量钾等无机元素。

2. 药理作用　本品具有雄性激素样作用，能增强性

机能，并有抑菌、镇咳、祛痰与平喘、降压作用。

【应　　用】

同淫羊藿。

9　巫山淫羊藿

【基　　源】　淫羊藿为小檗科植物巫山淫羊藿的干燥地上部分。

【原植物】　一回三出复叶，小叶片狭披针形，长度可大于宽度 5～6 倍，叶背略呈灰白色；花梗具腺毛，花淡黄色，较大，花瓣有长距。

【生境分布】　生于草丛，沟边，灌木林中。分布于陕西、四川、贵州、河南、湖北等省。

【采收加工】　于夏、秋割取地上部，除去杂质，晒至半干时扎成小捆，再晒干。

【性状鉴别】　本品小叶片披针形至狭披针形，长 9～23 厘米，宽 1.8～4.5 厘米；先端渐尖或长渐尖，边缘具刺齿，侧生小叶基部的裂片偏斜，内边裂片小，圆形，外边裂片大，三角形，渐尖。下表面被绵毛或秃净。无臭，味微苦。

【性味功能】　味辛，性温。有补肝肾、强筋骨、助阳益精、祛风除湿等功能。

【炮　　制】

淫羊藿：拣净杂质，去梗，切丝，筛去碎屑。

炙淫羊藿：先取羊脂油置锅内加热熔化，去渣，再加入淫羊藿微炒，至羊脂油基本吸尽，取出放凉。

【主治用法】　用于阳痿、腰膝痿弱、风寒湿痹、神疲健忘、四肢麻木及更年期高血压病。用量 3～9 克。阴虚阳旺者忌用。

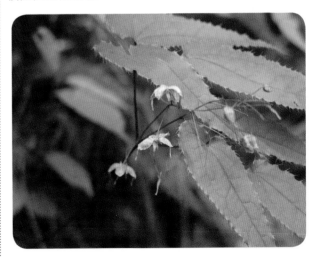

【现代研究】

1. 化学成分　本品含有羊藿黄酮甙及巫山淫羊藿黄酮甙，宝藿甙Ⅰ、Ⅱ、Ⅵ，柔藿甙，槲皮素-3-半乳糖甙，槲皮索-3-鼠李糖甙，淫羊藿属甙A，淫羊藿素，此外尚含钙等无机元素。

2. 药理作用　本品具有雄性激素样作用，能增强性机能，并有抑菌、镇咳、祛痰与平喘、降压作用。

【应　用】

1. 癌症病人化疗引起白细胞减少，促进造血功能：淫羊藿、大枣、花生衣。水煎服。

2. 肝郁气滞、痰瘀互结引起的乳腺增生症：淫羊藿、王不留行、菟丝子、柴胡、香附、赤芍、丹参、鸡血藤、海藻、昆布、牡蛎。水煎服。

3. 更年期高血压，及高血压合并冠心病：淫羊藿。水煎服。

᠙ 大叶仙茅

【基　源】　本品为仙茅科植物大叶仙茅的干燥根及根状茎。

【原植物】　别名：仙茅、大地棕、猴子背巾、竹灵芝。多年生草本。根状茎肉质块状，粗厚，须根丛生。叶基生，有槽，近对折；叶长方披针形，叶片呈折叠状，全缘。花葶从叶腋发出，高10～20厘米。花不藏于叶鞘内。总花梗被长毛，头状花序或穗状花序曲垂，卵形或球形；花被片6，雄蕊6；果棒状，内有种子多数。

【生境分布】　生于山坡湿润处或栽培于屋旁。分布于我国西南部地区。

【采收加工】　四季可采挖，除去根头及须根，洗净，晒干或鲜用。

【性味功能】　味苦、涩，性平。有润肺化痰，止咳平喘，镇静，健脾，补肾固精的功能。

【炮　制】　洗净，晒干或鲜用。

【主治用法】　用于肾虚喘咳，腰膝酸痛，白带，遗精，阳痿。用量15～30克。

【现代研究】

1. 化学成分　本品含有木质素苷等成分。

2. 药理作用　本品具有雄性激素样作用，还有抗惊厥、镇静和镇痛作用，并能增强免疫功能。

【应　用】

1. 慢性气管炎：大叶仙茅、通光散鲜品各72克，水煎，加蜂蜜适量，每次20毫升，口服。

2. 慢性气管炎：大叶仙茅制成蜜丸，口服。

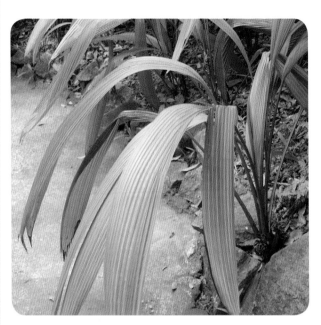

᠙ 仙茅

【基　源】　本品为仙茅科植物仙茅的干燥根茎。

【原植物】　多年生草本。根茎向下直生，圆柱形，肉质，褐色；须根常丛生，两端细，中间粗，肉质，具环状横纹。3～6枚叶基生，披针形，先端渐尖，基部下延成柄，扩大成鞘状，叶脉明显，两面疏生长柔毛，后渐光滑。花葶极短，隐藏于叶鞘内；花杂性、上部为雄花，下部为两性花。苞片膜质，被长柔毛；花黄色，下部花筒线形，6裂，被长柔毛。浆果长矩圆形，稍肉质，先端宿存有细长的花被筒，呈喙状，被长柔毛。

【生境分布】　生于海拔1600米的林下草地或荒坡上。分布于浙江、福建、江西、台湾、湖南、湖北、广东、广西、四川、贵州、云南等省区。

【采收加工】　秋冬两季采挖，除去根头及须根，洗净，干燥。

【性状鉴别】　本品根茎圆柱形，略弯曲，长3～10厘米，直径4～8毫米。表面黑褐色或棕褐色，粗造，有纵沟及横皱纹与细孔状的粗根痕。质硬脆，易折断，断面稍平坦，略呈角质状，淡褐色或棕褐色，近中心处色较深，并有一深色环。气微香，味微苦、辛。

【性味功能】 味辛,性温。有小毒。有小毒。有补肾阳、祛寒湿的功能。

【炮　制】 仙茅:洗净,晒干或鲜用。酒仙茅:取净仙茅用黄酒拌匀,润透后,置锅内微炒至干,取出,晾干。

【主治用法】 用于腰膝冷痛、四肢麻痹、阳痿。用量3～9克。

【现代研究】

1. 化学成分　本品含仙茅甙A、B,地衣二醇葡萄糖甙,仙茅皂甙A、B、C、D、E、F、K、L、M,仙茅素A、B、C,仙茅皂甙元A、B、C,仙茅萜醇,还含含氮化合物:石蒜碱,又含环木菠萝烯醇,β-谷甾醇,以及多种长链脂肪族化合物等成分。

2. 药理作用　本品具有雄性激素样作用,也有抗惊厥、镇静、镇痛、解热、耐缺氧、抗高温、抗炎、抗菌、抗肿瘤作用,并能增强免疫功能。

【应　用】

1. 淋巴结核:仙茅100克,夏枯草6克,水煎服。

2. 淋巴结炎,颈淋巴结核:仙茅、一枝黄花各50克,加烧酒炖服。

3. 膀胱炎、尿道炎:仙茅50克,加冰糖,水煎服。

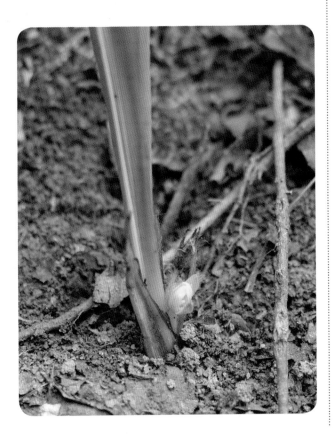

9 长叶地榆

【基　源】 地榆为蔷薇科植物长叶地榆的根。

【原植物】 别名:绵地榆。根富纤维性,折断面呈细毛状。基生小叶线状长圆形至线状披针形,基部微心形至宽楔形,茎生叶与基生叶相似,但较细长。穗状花序圆柱形,长2～6厘米,花果期8～11月。

【生境分布】 生于山坡、草地、溪边、灌丛、湿草地。分布于东北及河北、山西、河南、山东及长江以南各地区。

【采收加工】 春季采挖,洗净,晒干或趁鲜切片,晒干。

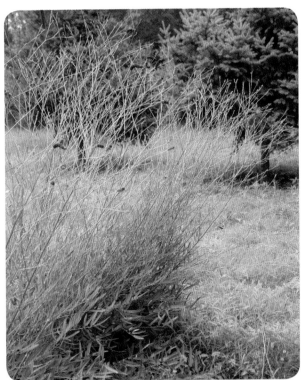

【性状鉴别】 本品根圆柱形,常弯曲,长15～26厘米,直径0.5～2厘米。有时支根较多,表面棕褐色,质较坚韧,不易折断。折断面细毛状,可见众多纤维。横断面形成层环不明显,皮部黄色,木部淡黄色。不呈放射状排列。气弱,味微苦涩。

【性味功能】 味苦、酸,性微寒。有凉血止血,清热解毒,生肌敛疮功能。

【炮　制】 长叶地榆:除去杂质;未切片者,洗净,除去残茎,润透,切厚片,干燥。长叶地榆炭:取净地榆片,照炒炭法炒至表面焦黑色、内部棕褐色。

【功能主治】 用于便血，痔疮出血，血痢，尿血，崩漏，水火烫伤，痈肿疮毒。用量 9 ～ 15 克。

【现代研究】

1. 化学成分 本品含大黄酚、大黄素甲醚、β - 谷甾醇、阿魏酸、熊果酸、没食子酸、槲皮素、山奈酚等。

2. 药理作用 同地榆。

【应　用】

1. 结肠炎，慢性菌痢，便血、血痢：地榆（炒炭）、鲜生地各 12 克，白芍、丹皮各 6 克，炒山栀 9 克，荆芥炭、川连各 3 克，木香（后下）1.5 克，水煎服。

2. 痔疮出血：地榆、槐花、黄芩、火麻仁。水煎服。

3. 烧伤：地榆、漆大姑、黄柏，加油调成糊剂，加热煮沸后，晾凉后敷伤处。

4. 痈肿疮疡，烫伤，皮炎：地榆研末涂敷患处。

地榆

【基　源】 本品为蔷薇科植物地榆的根。

【原植物】 别名：黄瓜香、马猴枣。多年生草本。根茎粗壮，生多数纺锤形或长圆柱形根。单数羽状复叶，基生叶有长柄，小叶卵圆形或长圆状卵形，边缘粗锯齿，小叶柄基部有小托叶；茎生叶有短柄，小叶长圆形或长圆状披针形，有齿。穗状花序近球形或短圆柱形，花暗紫色。瘦果暗棕色，包于宿存萼内。花果期 6 ～ 9 月。

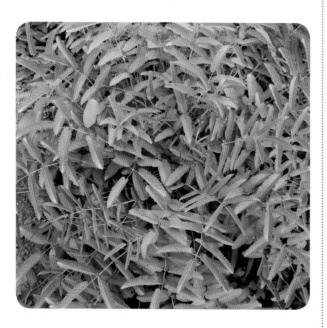

【生境分布】 生于山坡、林缘、草原、灌丛或田边。分布于东北、华北、陕西、甘肃、河南、山东、及长江以南各地区。

【采收加工】 春季返青或秋季枯萎后采挖，除去根茎及须根，洗净，晒干或趁鲜切片，晒干。

【性状鉴别】 本品根圆柱形，略扭曲状弯曲，长 18 ～ 22 厘米，直径 0.5 ～ 2 厘米。有时可见侧生支根或支根痕。表面棕褐色，具明显纵皱。顶端有圆柱状根茎或其残基。质坚，稍脆，折断面平整，略具粉质。横断面形成层环明显，皮部淡黄色，木部棕黄色或带粉红色，呈显著放射状排列。气微，味微苦涩。

【性味功能】 味苦、酸，性微寒。有凉血止血，清热解毒，生肌敛疮功能。

【炮　制】 地榆：除去杂质；未切片者，洗净，除去残茎，润透，切厚片，干燥。地榆炭：取净地榆片，照炒炭法炒至表面焦黑色、内部棕褐色。

【功能主治】 用于便血，痔疮出血，血痢，尿血，崩漏，水火烫伤，痈肿疮毒。用量 9 ～ 15 克。

【现代研究】

1. 化学成分 本品根含鞣质和三萜皂苷。另含有地榆苷 A、B 及 E，其苷元均为熊果酸。叶含维生素 C、花含矢车菊苷、矢车菊双苷等。

2. 药理作用 本品所含的有鞣质 具有收敛作用、止泻、止血、抗菌、抗炎作用，地榆煎剂低浓度可使离体蛙心收缩加强，频率减慢，心脏排出量增加，高浓度则呈抑制作用，对麻醉兔有暂时性的轻度降压作用。

【应　用】

同长叶长榆。

玄参

【基　源】 本品为玄参科植物玄参的根。

【原植物】 别名：元参、浙玄参。多年生草本，根肥大，圆锥形或纺锤形，下部常分叉，灰黄色干时内部变黑，茎四棱形，带暗紫色，有柔毛。叶对生，或互生，卵形或卵状披针形，边缘有细锯齿。聚伞花序圆锥状顶生，花序轴及花梗有腺毛；花冠暗紫色，管部斜壶状，先端 5 裂。蒴果卵球形，有喙。花期 7 ～ 8 月。果期 8 ～ 9 月。

【生境分布】 生于山坡林下或草丛中。分布于陕西、江苏、安徽、浙江、江西、福建、湖北、湖南、广东、四川等省区。

【采收加工】 10～11月间采挖根部，晒至半干且内部变黑，剪去芦头及须根，堆放3～4天（发汗）后，再晒干或烘干。

【性状鉴别】 本品呈类圆柱形，中间略粗或上粗下细，有的微弯曲，长6～20厘米，直径1～3厘米。表面灰黄色或灰褐色，有不规则的纵沟、横向皮孔及稀疏的横裂纹和须根痕。质坚实，不易折断，断面黑色，微有光泽。气特异似焦糖，味甘、微苦。

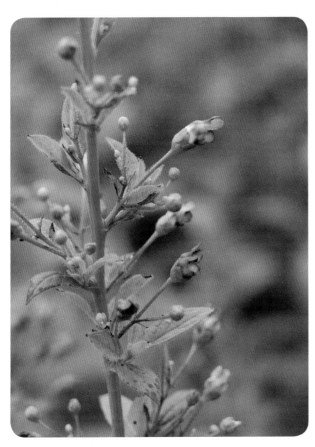

【性味功能】 味苦、咸，性寒。有凉血滋阴泻火、润燥的功能。

【炮　制】 除去残留根茎及杂质，洗净，润透，切薄片，干燥；或微泡，蒸透，稍晾，切薄片，干燥。

【主治用法】 用于阴虚火旺，热病烦毒，潮热，目赤，发斑，淋巴结结核，肠燥便秘。用量9～15克。不宜与藜芦同用。

【现代研究】

1. 化学成分　含生物碱、糖类、甾醇、氨基酸、脂肪酸、微量挥发油、胡萝卜素等。

2. 药理作用　水浸剂、乙醇水浸液及煎剂，对麻醉犬、猫、兔有显着的降压作用；流浸膏对正常家兔皮下注射（5

克/公斤），可使血糖略有降低。

【应　用】

1. 慢性咽炎、扁桃体炎：玄参12克，生地18克，沙参、玉竹各9克，四叶参30克。水煎服。

2. 颈淋巴结核、淋巴结炎：玄参、浙贝各30克，牡蛎120克（先煎），水煎服。

3. 血栓闭塞性脉管炎：玄参、金银花各9克，当归6克，甘草30克。水煎服。

6 丹参

【基　源】 本品为唇形科植物丹参的根。

【原植物】 别名：血生根、血参多年生草本。根圆柱形，棕红色。茎四棱形，多分枝。单数羽状复叶对生，小叶3～7，卵形或椭圆状卵形，边缘有圆锯点，两面被柔毛。多数轮伞花序组成总状花序顶生或腋生，密生腺毛和长柔毛；花萼钟状，先端二唇形；花冠蓝紫色，二唇形，花冠筒外伸；雄蕊2；子房上位。小坚果4，椭圆形，黑色。花期5～8月。果期8～9月。

【生境分布】 生于山坡草地、林下或溪旁。分布于全国大部分地区。

【采收加工】 秋季挖取根部，除去茎叶、须根及泥土，晒干。

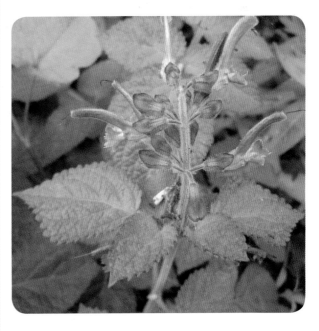

【性状鉴别】 本品茎粗大，顶端有时残卵红紫色或灰褐色茎基。根1至数条，砖红色或红棕色，长圆柱形，

直或弯曲，有时有分枝和根须，表面具纵皱纹及须根痕；老根栓皮灰褐色或棕褐色，常呈鳞片状脱落，露出红棕构新栓皮，有时皮部裂开，显出白色的木部。质坚硬，易折断，断面不平坦，角质样或纤维性。形成层环明显，木部黄白色，导管放射状排列。气微香，味淡，微苦涩。

【性味功能】 味苦，性寒。有活血祛瘀，消肿止痛，养血安神的功能。

【炮　制】 拣净杂质，除去根茎，洗净，捞出，润透后切片，晾干。

炒丹参：取丹参片放入锅内，以文火炒至微有焦斑为度，取出，放凉。

【主治用法】 用于月经不调，痛经，闭经，症瘕，产后瘀阻，瘀血疼痛，痈肿疮毒，心烦失眠。用量5～20克。反藜芦。

【现代研究】

1. 化学成分　本品含丹参酮Ⅰ、ⅡA、ⅡB、异丹参酮Ⅰ、ⅡA、隐丹参酮、异隐丹参酮、甲基丹参酮、羟基丹参酮等，尚含脂溶性的二萜类成分和水溶性的酚酸成分，还含黄酮类，三萜类，甾醇等其他成分。

2. 药理作用　本品具有强心、保肝、抗菌、降血脂作用，并能抗血栓形成，扩张冠脉，增加心肌血流量；扩张外周血管，增加血流；且能使脑血流量下降，改善微循环，尚可促进组织的修复与再生。

【应　用】

1. 心绞痛：丹参30克，檀香、砂仁各3克。水煎服。

2. 高血压：丹参、鸡血藤、磁石等。水煎服。

3. 血栓闭塞性脉管炎：丹参、鸡血藤、元参、甘草各30克，当归18克。水煎服。

4. 气滞血瘀所致痛经、经闭、产后恶露不下：丹参，研末，冲服。

⑨ 紫参

【基　源】 本品为唇形科植物紫参的干燥全草。

【原植物】 别名：石见穿、石打穿、石大川、月下红。叶对生；下部叶为三出复叶，顶端小叶较大，两侧小叶较小，卵形或披针形，上部叶为单叶，卵形至披针形，长1.5～8厘米，宽0.8～4.5毫米，先端钝或急尖，基部近心形或楔形，边缘具圆锯或全缘，两面均被有短柔毛。轮伞花序，每轮有花6，组成总状花序或总状圆锥花序，顶生或腋生，花序长5～24厘米；苞片披针形，长于小花梗；花萼钟状，长4.5～6毫米。有11条脉纹，外面脉上和喉部均有长柔毛，花冠紫色或蓝紫色，冠筒长10毫米，冠檐2唇形，上唇倒心形，先端凹，下唇呈3裂，中裂片倒心形；雄蕊花丝较短，藏于花冠之内。小坚果椭圆状卵形，褐色，光滑，包被于宿萼之内。花期8～10月。

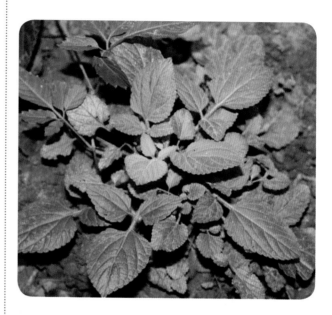

【生境分布】 生长于山坡、路旁及田野草丛中。分布于河南、湖北、四川、广西、广东、湖南等地。

【采收加工】 夏至到处暑间采收。除净泥杂，晒干。

【性味功能】 味苦、辛，性平。用于活血止痛，清热解毒的功能。

【主治用法】 用于急慢性肝炎、脘胁胀痛、湿热带下、乳腺炎、疔肿。用量10～30克，内服：煎剂，煎服或捣汁和服。

【现代研究】

1. 化学成分　全草含甾醇、三萜类、氨基酸、原儿茶醛；根含水苏糖。

2. 药理作用　对肉瘤180有抑制作用。

⑨ 软紫草

【基　源】 紫草为紫草科植物新疆紫草的干燥根。

【原植物】 别名：新疆紫草。多年生草本，全株被白色糙毛。根粗壮，紫色，多扭曲，栓皮多层，木部枯朽残茎数个。茎直立，单一圆锥形或从基部分成二歧。基生叶丛生，叶线状披针形，全缘，黄绿色；茎生叶互生，较短小。蝎尾状聚伞花序密生于茎顶，花序近头状；苞片叶状，线状披针形，具硬毛；花萼短筒状，先端5裂；花冠长筒状，紫色，喉部光滑，先端5裂，花柱2裂。小坚果骨质。花期6～7月。果期8～9月。

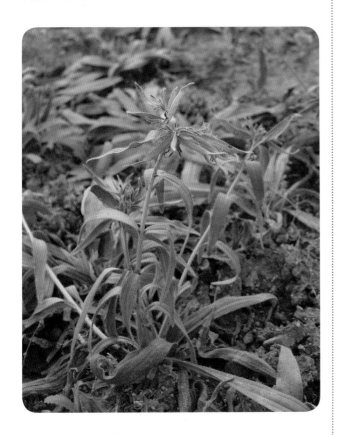

【生境分布】 生于高山向阳山坡草丛中。分布于新疆。

【采收加工】 春季刚出苗或秋季果后，采挖根部，除去残茎，晒干。

【性状鉴别】 呈不规则的长圆柱形，多扭曲，长7～20厘米，直径1～2.5厘米。表面紫红色或紫褐色，皮部疏松，呈条形片状，常10余层重叠，易剥落。顶端有的可见分歧的茎残基。体轻，质松软，易折断，断面不整齐，木部较小，黄白色或黄色。气特异，味微苦、涩。

【性味功能】 味苦，性寒。有凉血活血、清热解毒、滑肠通便的功能。

【炮　　制】 除去杂质，切厚片或段。

【主治用法】 用于预防麻疹、热病斑疹、黄疸、紫癜、吐血尿血、血淋、血痢、湿疹、丹毒等。用量5～9克。外用适量，熬膏敷患处。脾胃虚寒、大便泄泻者忌服。

【现代研究】

1. 化学成分　根含乙酰紫草醌、异丁酰紫草醌、β，β-二甲基丙烯紫草醌、β-羟基异戊酰紫草醌、3，4-二甲基戊烯-3-酰基紫草醌。

2. 药理作用　本品有抗菌、抗炎作用，对金黄色葡萄球菌、灵杆菌亦能抑制。前苏联产紫草的酊剂对化脓菌、大肠杆菌有抑制作用；煎剂对健康家兔及蟾蜍之离体或整体心脏，皆有明显的兴奋作用。

【应　　用】
同紫草。

9 紫草

【基　源】 紫草为紫草科植物紫草的根。

【原植物】 别名：硬紫草、大紫草、红紫草。多年生草本。根长条状，肥厚暗红紫色。叶互生，长圆状披针形，有糙伏毛。总状聚伞花序顶生；苞片叶状，花萼短筒状，5裂；花冠白色，筒状，5裂，喉部有5个小鳞片，基部毛状。小坚果，生于增大宿存花萼中，淡褐色，平滑有光泽。种子4枚。花期5～6月。果期7～8月。

【生境分布】 生于草丛、路边及山坡。分布于东北、华北、中南及河南、陕西、江苏、安徽、江西、贵州等省区。

【采收加工】 4～5月或9～10月挖根，晒干或烘干（忌水洗）。

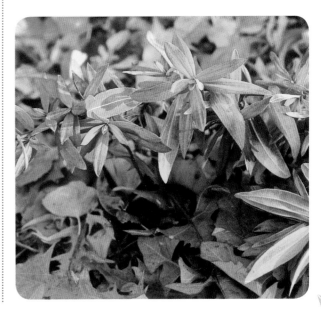

【性状鉴别】 呈圆锥形，扭曲，有分枝，长7～14厘米，直径1～2厘米。表面紫红色或紫黑色，粗糙有纵纹，皮部薄，易剥落。质硬而脆，易折断，断面皮部深紫色，木部较大，灰黄色。

【性味功能】 味甘、咸，性寒。有凉血，活血，清热，解毒透疹的功能。

【炮　　制】 除去杂质，洗净，润透，切薄片，干燥。

【主治用法】 用于麻疹不透，急、慢性肝炎，便秘，吐血，衄血，血小板减少性紫癜，尿血，血痢，烧烫伤，下肢溃疡，冻伤，痈肿，湿疹。用量4.5～9克。外用适量。

【现代研究】

1. 化学成分 根含乙酰紫草醌、异丁酰紫草醌、β，β-二甲基丙烯紫草醌、β-羟基异戊酰紫草醌、3，4-二甲基戊烯-3-酰基紫草醌。

2. 药理作用

【应　　用】

1. 热毒发疹：紫草、生地、丹皮、赤芍。水煎服。

2. 烧、烫伤：紫草用麻油慢火煎30分钟，取油外擦。

3. 角膜炎，中耳炎，皮肤湿疹：紫草。调油外敷。

4. 过敏性紫癜：紫草9克。水煎服。

9 滇紫草

【基　　源】 本品紫草科植物滇紫草的根。

【原 植 物】 多年生草本，有长硬毛。根直长，圆柱形，坚硬，紫红色，木栓鳞片状剥落，叶互生，长圆状披针形或窄长圆形，先端渐尖，基部楔形，全缘，两面有粗伏毛；茎生叶，稍抱茎；宽披针形，上部叶较小，披针形，带紫色。圆锥形花序顶生；萼筒近全裂，线形或披针形，有糙毛；花冠长筒状，红色、粉色或蓝紫色，先端5浅裂，三角形，反卷。小坚果卵形，淡褐色。花期初夏。

【生境分布】 生于向阳荒山顶，岩山及山坡草丛中。分布于四川、贵州、云南、西藏等省区。

【采收加工】 春、秋季挖根，除去残茎（勿水洗），晒干或烘干。

【性状鉴别】 为滇紫草的根除去外皮的木部，亦称硬紫草，圆柱形，长约15厘米，直径1～2厘米。下部长分歧。表面紫褐色，被暗紫色粉末，具扭曲的纵皱。质坚硬，不易折断，断面颗粒状，木部黄白色而稍紫，髓

部紫色。气微弱，味微酸。滇紫草皮：为滇紫皮的根皮，呈不规则的碎片，长约0.5～5厘米，宽约0.5～2厘米，常数层相迭。表面紫褐色、内面平滑。质脆易断。气弱，味淡。

【性味功能】 味甘、咸，性寒。有清热凉血，活血，解毒透疹的功能。

【炮　　制】 除去杂质，洗净，润透，切薄片，干燥。

【主治用法】 用于急、慢性肝炎，血小板减少紫癜，麻疹不透，便秘，烫伤，下肢溃疡，冻伤，痈肿，湿疹。用量3～9克。外用适量，熬膏或用植物油浸泡涂敷。

【现代研究】

1. 化学成分 同紫草。

2. 药理作用 同紫草。

【应　　用】

同紫草。

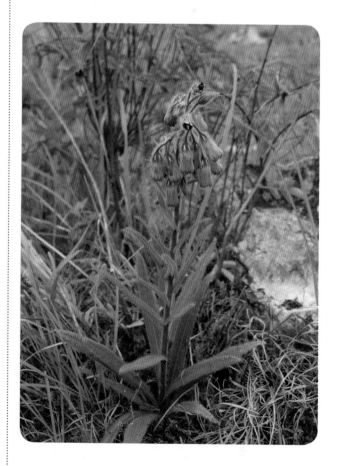